W0393031

PAPA SEI BEREIT!

Literarische Information der Deutschen Nationalbibliothek:

Die Deutsche Nationalbibliothek speichert diese Abhandlung in der deutschen Nationalbibliographie. Ausführlich literarische Daten sind im Internet über https://www.dnb.de/ zu finden.

Überarbeitete 2. Auflage Februar 2020 (Inhalt)
Überarbeitete 3. Auflage Januar 2021 (Inhalt; Syntax)
Überarbeitete 4. Auflage Februar 2021 (Inhalt; Syntax; Grammatik)

Copyright © 2021 – Alexander Uhlmann

Alle Rechte vorbehalten
ISBN: 978-1-702581-65-3

Nachdrucke, Vervielfältigungen und Speicherungen der Inhalte dieses Buches ist ohne schriftliche Genehmigung des Herausgebers untersagt.

Alexander Uhlmann

PAPA SEI BEREIT!

Der große Vater werden Ratgeber zu den Themen Schwangerschaft Tag für Tag, optimale Vorbereitung auf die Geburt, Wochenbettbetreuung und Entwicklung Deines Babys im ersten Jahr

Inhaltsverzeichnis

Vorwort.. 8

Die Reise beginnt..10

Erstes Trimester - SSW 1 bis 12 11

Zweites Trimester – SSW 13 bis 24................................. 20

Dritte Trimester - SSW 25 bis 40 28

Schwangerschaftsbeschwerden und wie ich als Mann punkten kann... 38

Die Auswahl der Hebamme 53

Solidarität in der Schwangerschaft 56

Gemeinsam Sport machen 56
In Urlaub fahren.. 58
Gemeinsam die Ernährung umstellen - welche Nahrungsmittel/Vitamine werden empfohlen.............. 60
Geburtsvorbereitungskurse.. 66

Mögliche Komplikationen während der Schwangerschaft68

Survival-Kit für Männer 69

Der Shoppingtrip... 71

Der Nestbautrieb 73

Schwangerschaftsdemenz – Wenn ihr Gedächtnis zu einem Sieb mutiert.. 75

Sex während der Schwangerschaft 76

Checklisten – was Du von Bodys über den Kinderwagen bis hin zur Wickelkommode alles besorgen musst 78

Erstausstattung.. 78

Die erste Garderobe – Kleidung kaufen 79
Gute Fahrt.. 80
Schlaf gut 80
Wohnung kindersicher machen.................................... 81

Alles fürs Bad – Körperpflege und Hygieneartikel........... 81

Soziale Einrichtungen und Zwischenmenschliches.......... 82

Die Geburt – es wird ernst 83

Natürliche Geburt, geplanter Kaiserschnitt, PDA............ 85

Die unverblümte Wahrheit über die Geburt.................. 89

Babyglück 90

Die ersten Stunden und die erste Nacht mit Eurem Baby 91

Die erste Autofahrt 93

Endlich zu Hause – die ersten Wochen daheim 95

Das Wochenbett 97
Der Baby-Blues - meine Frau verändert sich 98
Kindbettfieber/ Wochenbettfieber der Frau.................. 99
Die Wochenbettdepression.. 100

Mein Kind schreit nur – was tun?..............................103

Darauf sollte im Umgang mit dem Baby geachtet werden 106
Bei Unsicherheit Nachsorge-Hebamme täglich kommen lassen 107
Richtiges Tragen/ Halten / Hochheben des Babys 107
Die optimale Raumtemperatur für das Baby................ 110
Schnuller – daran gewöhnen oder weglassen? 112
Das Haus kindersicher machen.................................. 114
Draußen Spielen – richtige Kleidung für draußen 116
Das Risiko vom „Plötzlichen Kindstod“ vermeiden 117

Die Hygiene für das Baby 118
Bade mit Deinem Baby! 119
Windel wechseln 120
Viel Reden und Zuneigung geben 121
Fingernägel/ Fußnägel stutzen 124

Ernährung/ Vitamine für Euer Baby im ersten Jahr 125

Die Entwicklung im ersten Jahr 127

Bonus – Bürokratie: Wie läuft das ab und worauf muss ich achten 135

Geburtsurkunde 136

Kindergeld beantragen 138

Elternzeit beantragen 139

Elterngeld beantragen 142

Sonstige bürokratischen Hürden 143

Hilfreiche Verbände und Webseiten 145

Schlusswort 146

Impressum 148

Vorwort

„Vater werden ist nicht schwer,
Vater sein dagegen sehr."

Wilhelm Busch-

Mein Name ist Alexander Uhlmann, bin selbst glücklich verheiratet und Vater von zwei wunderbaren Kindern, die mich Tag für Tag aufs Neue überraschen und erstaunen.

Solltest Du Dein erstes Kind erwarten, wird für Dich vieles neu, unerwartet und vor allem aufregend sein. Ich selbst durfte meine Frau zweimal durch die Schwangerschaft, die natürlich mit Hochs und Tiefs einhergehen, begleiten, die Geburt hautnah miterleben und die Entwicklung meiner Kids im ersten Jahr erleben. Also seid gespannt, was Euch alles erwartet.

In diesem Buch erfährst Du, wie Dein Baby im Bauch Deiner Frau wächst und was sich bei Deiner Frau und dem Baby verändert. Natürlich auch wie Du Deine Frau perfekt unterstützen kannst. Denn das ist es, was sie in dieser Zeit am meisten benötigt. Natürlich ist sie nicht krank. Schwangerschaft ist schließlich keine Krankheit. Genau aus diesem Grund kann sie sich auch noch vollständig normal verhalten, wie sonst auch. Allerdings mit kleinen Einschränkungen an der einen oder anderen Stelle. Darüber hinaus erfährst Du, wie Du Dich auf die Geburt, die ersten Wochen und das erste Jahr nach der Entbindung vorbereiten kannst und worauf Du

Dein Augenmerk setzen solltest, damit es Deiner Frau und dem Baby an Nichts fehlt.

Für viele Frauen ist eine Schwangerschaft die schönste und erfüllteste Zeit, die sie durchleben werden. Diese Zeit ist erfüllt mit vielen emotionalen Hochs und Tiefs, mit vielen neuen Erfahrungen auf allen Ebenen. Körper, Geist und Seele entwickeln sich in neue Richtungen. Richtungen, die weder sie noch Du vorhersehen konntet. Lasst Euch überraschen und genießt jede noch so kleine Veränderung. Denn sie bringt Euch genau dorthin, wo Ihr in einigen Monaten landen wollt – in die Position von verantwortungsvollen und liebevollen Eltern.

Aber ganz ehrlich, so unter uns Vätern: Frauen zu verstehen ist kein einfaches Unterfangen. Das wissen wir ja alle aus dem normalen Alltag. Doch Schwangerschaft versetzt sie gewissermaßen in einen Ausnahmezustand. Für uns Männer bedeutet das noch mehr Situationen, in denen wir keinen blassen Schimmer haben, ob wir etwas falsch gemacht haben, wie wir reagieren sollen und vor allem, wie wir die Situation klären können. Doch einiges wiederholt sich in jeder Schwangerschaft, bei jeder Frau. Und genau deshalb schreibe ich diesen Ratgeber, damit Ihr, liebe werdende Väter, wenigstens auf die eine oder andere Situation vorbereitet seid und somit die bestmögliche Unterstützung geben könnt. Der Lohn dafür ist gigantisch: Die Liebe Eures Lebens wird Euch zu tiefst dankbar sein. Und Euer Kind wird der wundervollste Mittelpunkt, den man sich im Leben wünschen kann. Mehr kann man(n) sich nicht wünschen!

Die Reise beginnt

Hast Du Dir schon einmal überlegt, wie Du reagieren würdest, wenn Dir Deine Frau mitteilt, dass der Schwangerschaftstest positiv ausgefallen ist? Dir stehen Optionen von „himmelhochjauchzend", über leicht verwirrt bis zu „erst mal geschockt" zur Verfügung. Aber ich bin mir sicher, dass Ihr beiden Euch schon Gedanken über Nachwuchs gemacht habt, oder etwa nicht? Nun, der positive Schwangerschaftstest ist zunächst einmal ein Grund, sich freudig in die Arme zu fallen. Denn Kinder sind unsere Zukunft und das Beste, was einem im Leben passieren kann. Natürlich müssen hierfür die Umstände stimmig sein. Doch mal ehrlich: Wenn man sich wirklich liebt, ist eine Schwangerschaft doch die absolute Krönung dieser Liebe, nicht wahr?

Also los: Hebt die Gläser und stoßt auf diese freudige Nachricht an! Aber Achtung: Ab sofort gibt es für Deine Frau natürlich keinen Alkohol, keine Zigaretten und dafür ausreichend ausgewogenes und gesundes Essen. Und Du hast das Glück der Wächter darüber zu sein! Du weißt ja, hormonelle Reaktionen einer Schwangeren lassen sich einfach nicht voraussehen! Denn eines ist sicher: Sie muss sich auf Dich verlassen können. Du bist jetzt Ihr stärkster Halt, um die Achterbahn der Schwangerschaft federleicht durchleben zu können. Lass uns nun die Reise durch eine der aufregendsten Abschnitte Deines Lebens beginnen.

Erstes Trimester - SSW 1 bis 12

Im ersten Trimester passiert äußerlich nicht sehr viel mit Deiner Frau. Dennoch ist es das Drittel, in dem sich die Eizelle zum Embryo entwickelt, die ersten Anzeichen von Schwangerschaftsbeschwerden, wie Übelkeit und Stimmungsschwankungen auftreten und sich alle wichtigen Organe Deines Babys bilden.

Bevor wir jedoch in die einzelnen Schwangerschaftswochen (nachfolgend SSW abgekürzt) eintauchen müssen wir die Berechnung und Bezeichnung klären:
Beispiel: In der fünften SSW seid Ihr vier Wochen und x Tage schwanger – die fünfte SSW besteht demnach aus den Tagen:

4 + 0 = 1. Tag der 5. SSW
4 + 1 = 2. Tag der 5. SSW
4 + 2 = 3. Tag der 5. SSW
4 + 3 = 4. Tag der 5. SSW
4 + 4 = 5. Tag der 5. SSW
4 + 5 = 6. Tag der 5. SSW
4 + 6 = 7. Tag der 5. SSW

Die erste und zweite Schwangerschaftswoche

- Streichen wir als Erstes die erste und zweite SSW, denn aus medizinischer Sicht besteht in diesem Zeitraum noch gar keine Schwangerschaft.
- Die ersten beiden Wochen dienen lediglich der Berechnung. Diese wird nicht, wie gedacht, mit der tatsächlichen Befruchtung gestartet, sondern mit dem ersten Tag der letzten Monatsblutung. Dies ist ein

bewehrtes und anerkanntes Verfahren, da der Termin des Eisprungs nicht bei jeder Frau exakt terminiert werden kann.

- Dennoch passiert etwas im Körper Deiner Frau: Jetzt kommst Du ins Spiel: Beim Orgasmus gehen rund 500 Millionen mögliche Sieger ins Rennen. Von Start bis ins Ziel sind es ca. 0,15 Meter und dafür brauchen die besten und schnellsten ca. eine halbe Stunde. Dies sind umgerechnet 0,30 Meter pro Stunde. Der Erste gewinnt das Rennen und muss durch die Hülle des Eis. Durch die Verbindung der beiden Zellkerne entsteht ein neuer genetischer Code eines Individuums – **Euer kleines Wunder.**

Die dritte Schwangerschaftswoche

Die Einnistung des befruchteten Eis findet nun statt. Zu diesem Zeitpunkt stehen genetisch bereits das Geschlecht und die Augenfarbe fest.

Die vierte Schwangerschaftswoche

Das Befinden der werdenden Mama

Am Ende der vierten SSW sollte die Periode einsetzen, weshalb an diesem Punkt bereits von Schwangerschaft gesprochen werden kann. Empfindsame Frauen verspüren bereits zu diesem Zeitpunkt ein Ziehen in den Brüsten, Geruchsempfindsamkeit, Müdigkeit und auch die berühmte, morgendliche Übelkeit.

Die fünfte Schwangerschaftswoche

Das Befinden der werdenden Mama

In der fünften SSW ist bereits einiges los, denn jetzt hat Deine Frau mithilfe des Schwangerschaftstests aus der Apotheke erste Gewissheit über die Schwangerschaft und vermutlich auch schon einen Termin beim Gynäkologen gemacht. Denn nur er kann mittels seiner diagnostischen Mittel endgültige Auskunft über ein Ja oder Nein des Schwangerschaftsbefundes geben.

Die Entwicklung des Babys

Auch für das Baby hat sich bereits einiges ergeben, denn mittlerweile hat die Entwicklung des zentralen Nervengewebes sowie der Skelettaufbau begonnen.

Information:
Wenn die Gewissheit vorhanden ist, sollte die **Einnahme von Folsäure** beginnen. Die Entwicklung des Gehirns sowie die Blutbildung werden somit optimal unterstützt.

Die sechste Schwangerschaftswoche

Entwicklung des Babys

- Es ist die sechste SSW und schon ist das Baby ganze 4 mm groß.
- Es folgt die Bildung der Gehirnkammern und der Schluss des Neuralrohres.
- Die Bildung der Augen beginnt.
- Die Hirnanhangdrüse sowie das Fruchtwasser werden nun gebildet.

- **Ab diesem Zeitpunkt kann der Herzschlag auf dem Ultraschall beobachtet werden.** Ein wahrlich berührender Moment, die Herzkontraktionen Deines Babys das erste Mal beobachten zu können. Ihr solltet ihn gemeinsam erleben! Keine Angst – Frauenärzte sind gute Menschen, die nur ein Ziel kennen: Euch so gut wie möglich durch die Schwangerschaft zu geleiten! Begleite also Deine Frau zum nächsten Kontrolltermin! Keine Widerrede!

Das Befinden der werdenden Mama

- Ab jetzt befindet Ihr Euch offiziell in der sogenannten Frühschwangerschaft. Und damit beginnen auch die Veränderungen bei der Mutter.
- Die Bauchwand verdickt sich.
- Brüste und Gebärmutter wachsen. Beides kann ein Spannungsgefühl mit sich bringen.
- Da sich der Hormonspiegel nun nach der Schwangerschaft richtet, beginnen nun die eher unangenehmen Nebenwirkungen, wie stete Müdigkeit, Konzentrationsstörungen
  oder Müdigkeit und Erbrechen

Die siebte Schwangerschaftswoche

Entwicklung des Babys

- In der siebten SSW sollte die Größe des Sprösslings bereits ca. drei bis zehn mm betragen.
- Die Hände und Füße beginnen sich als kleine Plättchen abzubilden.
- Augen, Nasenlöcher und die beiden Herzkammern sind nun gebildet.

- Die Bauchspeicheldrüse, Verdauungsorgane befinden sich im Entstehungsprozess.
- Gehirn und Rückenmark befinden sich in der weiteren Entwicklung.
- Auf dem Ultraschallbild kann das Kind nun eindeutig ausgemacht werden.

Befinden der werdenden Mama

- Für die Mutter ist es nicht mehr ganz so einfach, denn nun können die Schlafstörungen beginnen. **Jetzt** sollten neue BH's gekauft werden, da mit diesem Trimester die Körbchengröße um eine Nummer ansteigen wird.
- Stimmungsschwankungen und Müdigkeit werden nun zum steten Begleiter. Aber Kaffee ist keine gute Lösung für dieses Problem.

Die achte Schwangerschaftswoche

Entwicklung des Babys

- Nun ist das Baby bereits 1,5 bis 1,7 cm groß
- Augenlider sowie die ersten Nervenzellen der Netzhaut sind vorhanden.
- Während sich die Ohren formen, entwickelt sich auch das Innenohr.
- Die Herzklappen und die Nasenspitze haben sich gebildet.

Befinden der werdenden Mama

- Die Gebärmutter weist nun die Größe einer auf, was eventuell bereits zum Engerwerden der Kleidung führen kann.

- Die Mutterbänder beginnen sich zu dehnen, was sich durch ein Ziehen im Unterleib bemerkbar macht.

Information:
Viele Frauen machen sich bereits jetzt Gedanken über die Erstlingsausstattung, Einrichtung des Kinderzimmers, Kinderwagen usw. ... Jetzt könnt Ihr schon einmal gemeinsam Kataloge studieren und Euch informieren, was Ihr haben wollt. Eine genaue Auflistung was Ihr alles braucht, findet Ihr im Kapitel „Checkliste – Erstausstattung ..."

Die neunte Schwangerschaftswoche

Entwicklung des Babys

- Ab der neunten SSW ist mit einem Gewicht von 2,0 g und einer Größe von 2,0 bis 2,4 cm zu rechnen.
- **Es fängt an, sich zu bewegen.**
- Die Arme und Beine haben sich weiterentwickelt. Die Hände können sich nun berühren.
- Die Leber des Babys übernimmt nun die Blutbildung.
- Der Kopf richtet sich ein wenig auf und wird runder.
- Die Nervenzellen fangen an sich zu vernetzen und Signale zum Gehirn zusenden.

Befinden der werdenden Mama

- Das Blutvolumen der Mutter erhöht sich. Am Ende der Schwangerschaft fließt bis zu 50 % mehr Blut durch den Organismus der Mutter.
- Die Größe der Gebärmutter kann bis zu 10 cm betragen.

Die zehnte Schwangerschaftswoche

Entwicklung des Babys

- Die Größe von bis zu 3,3 cm und das Gewicht von bis zu 5 g sind für die zehnte SSW normal.
- Die Organe sind nun vollständig angelegt.
- Der Kopf ist durch den Hals mit dem restlichen Körper verbunden und kann aufrecht getragen werden.
- Noch sehen wir Schwimmhäute zwischen Fingern und Zehen.
- Die Entwicklung der Ohren ist fast vollständig abgeschlossen.
- Die Lippen sind nun erkennbar.
- **Nun ist das Baby als Mensch deutlich zu erkennen.** Ab sofort wird es von den Medizinern als Fötus bezeichnet.

Das Befinden der werdenden Mama

- Als eine sehr positive Veränderung verbessert sich bei den meisten Frauen das Hautbild.

Information:
Rate Deiner Frau zu einem Shoppingtrip, oder gehe mit Ihr gemeinsam shoppen. Denn die Kleidung wird nun immer enger, da sich der Organismus weiter auf die Schwangerschaft einstellt. Aufgrund der Brustvergrößerung sollte auch ein guter Schwangerschafts- BH dabei sein. Er stützt das Bindegewebe der Brust und hilft, den Rücken zu entlasten. Mehr dazu im Kapitel: „Zum ersten Mal ist es wahr, liebe Männer – Eure Frau hat nichts zum Anziehen – der Shoppingtrip.“

Die elfte Schwangerschaftswoche

Entwicklung des Babys

- Das Kind wird in der elften SSW mit einem Gewicht von gut 8 g und einer Größe von bis zu 5,1 cm vermessen werden.
- Die Finger sind vollständig entwickelt, Finger- und Fußnägel wachsen.
- Die Kindeshaut verdickt sich. Erste Haarfollikel werden gebildet.
- Die Entwicklung der Geschlechtsorgane beginnt.
- Die Mutter kann mittlerweile eine eindeutige Gewichtszunahme der Schwangerschaft zuschreiben.
- Aufgrund der vergrößerten Gebärmutter kann ein erhöhter Druck auf die Blase bestehen, was zu häufigerem Harndrang führt.

Die zwölfte Schwangerschaftswoche

Die Entwicklung des Babys

- Wir finden das Kind nun mit einer Größe von rund 5,8 cm und einem Gewicht von 14 g vor.
- Diese SSW hat es in sich, denn es ist ein konstanter Herzschlag von 120 bis 160 Schlägen pro Minute zu verzeichnen.
- Das Baby streckt vermehrt den Kopf und beginnt an den Fingern zu nuckeln.
- Die Geschlechtsorgane bilden sich weiter aus.
- Über die Hirnanhangdrüse wird es mit Hormonen versorgt.
- Geschmacks- und Geruchssinn befinden sich in der Entwicklung.

- 32 Zähne beginnen sich im Kiefer zu bilden.
- Für Euch ist es wichtig zu wissen, dass die große Gefahr einer Fehlgeburt nun stark abgeschwächt ist.

Das Befinden der werdenden Mama

- Der Hormoncocktail greift mit Stimmungsschwankungen und teilweise starker Gereiztheit um sich.
- Auch wenn es bisher gut geklappt hat, ist nun der Moment, an dem Frau sich zur Umstandsmode bekennen sollte.
- Nach wie vor kommt das Ziehen im Unterleib von den Mutterbändern.

Zweites Trimester – SSW 13 bis 24

Im zweiten Drittel ist nun auch eine äußerliche Veränderung Deiner Frau erkennbar. Der Bauchumfang nimmt zu und der Fötus beginnt ebenfalls munter zu wachsen. Wenn Ihr Glück habt, zeigt sich in dieser Phase das Geschlecht Eures Babys.

Die 13. SSW

Die Entwicklung des Babys

- In der 13. SSW wiegt das Kind bis zu 20 g und weist eine Größe von bis zu 7,5 cm auf.
- Knorpelgewebe hat sich zu Knochen entwickelt.
- Die Augen rutschen aufgrund der Weiterentwicklung des Kopfes weiter zusammen. Der Kopf entwickelt sich ab jetzt langsamer als der restliche Organismus.

Das Befinden der werdenden Mama

- Die Stimmungsschwankungen der Mutter regulieren sich
- Die Gebärmutter ist nur deutlich per Tastbefund zu fühlen. Sie wandert nun vom Beckenboden in den Bauchraum nach oben. Somit wird Platz für das wachsende Kind geschaffen.
- Die bisherige Gesamtgewichtszunahme bei der Mutter beträgt circa 3 kg.

Die 14. SSW

Die Entwicklung des Babys

- Die 14. SSW wird mit einem Gewicht von rund 35 g und einer Größe von 8,7 cm enden.
- Das sich immer weiter entwickelnde Baby liebt es, im Fruchtwasser herum zu „schwimmen“ und sich andauernd zu bewegen.
- Das Fruchtwasser, welches sich stets erneuert, wird von ihm getrunken. Die Flüssigkeit wird über die Nieren ausgeschieden.
- Mit viel Glück kann das Geschlecht beim Ultraschall entdeckt werden, wenn Ihr es denn wissen wollt. Wenn nicht, sagt dem Frauenarzt Bescheid, damit er sich nicht aus Versehen verplappert.

Das Befinden der werdenden Mama

- Die Mutter hat nun mit Schlaflosigkeit und damit einhergehender Müdigkeit, innerer Unruhe, Hämorrhoiden und Verstopfungen zu kämpfen.

Die 15. SSW

Die Entwicklung des Babys

- In der 15. SSW kann bereits mit einer Größe von 10 cm und einem Gewicht von bis zu 60 g gerechnet werden.
- Das Baby kann atmen, ist gelenkig und lutscht ab und an seinem Daumen.
- Die Knochen festigen sich durch Kalziumeinlagerungen.
- Es bildet eigenes Insulin.

Das Befinden der werdenden Mama

- Für die Mutter beginnt nun die Zeit, in der der Bauch und die Brüste wachsen und sich sichtbare Wassereinlagerungen bemerkbar machen. Deine Frau erhält dadurch weichere Züge und wirkt noch weiblicher.
- Dein Baby sollte eine Größe von 11 cm und ein Gewicht von 80 g aufweisen können.

Die 16. SSW

Die Entwicklung des Babys

- Jetzt, in der 16. SSW kann das Kind Geräusche wie auch Berührungen von der Außenwelt wahrnehmen. Nutze dies, um direkten Kontakt zu Deinem Kind aufzunehmen.
- Vermutlich hat Deine Frau das Gefühl, als würden sich Arme und Beine des Kindes andauernd bewegen. Kein Wunder – sie tun es auch!

Das Befinden der werdenden Mama

- Die Gebärmutter rutscht im Bauchraum immer weiter in Richtung Bauchnabel.
- Die Anpassung der Mutterbänder an die Größe und die Position verursachen immer noch starkes Ziehen im Unterleib, das auch in den Rücken ausstrahlen kann.
- Bei den Untersuchungen wird ein großes Augenmerk auf die wachsende Plazenta gelegt, die das Kind mit allem versorgt, was es benötigt.

Information:
Aufgrund der aufkommenden Rückenschmerzen kann der Kauf eines Stillkissens sinnvoll sein, um den Rücken beim Sitzen und Liegen zu entlasten. Für die Entlastung beim Stehen und Gehen kann ein Bellybelt eingesetzt werden.

Die 17. SSW

Die Entwicklung des Babys

- Entwickelt sich das Kind auch in der 17. SSW normal, wird es jetzt Fettgewebe unter der Haut bilden, um gegen Kälte geschützt zu sein.
- Bei regulärer Entwicklung kann bei 100 g Körpergewicht eine Größe von 11,5 cm verzeichnet werden.

Das Befinden der werdenden Mama

- Der verstärkte Harndrang der Mutter lässt aufgrund des Aufwärtsrutschens der Gebärmutter nach.

Die 18. SSW

Die Entwicklung des Babys

- Die 18. SSW erwartet uns mit 150 g und 13,5 cm.
- Ab jetzt verlangsamt sich das bisher schnelle Wachstum.
- Alle körperlichen Systeme reifen und entwickeln sich.

Das Befinden der werdenden Mama

- Für die Mutter gilt, dass nichts mehr zu verheimlichen ist. Denn ab jetzt wird der Bauch sichtbar sein – zumindest ein bisschen.

Die 19. SSW

Die Entwicklung des Babys

- In der 19. SSW kann das Kind bereits 200g schwer und 14,5 cm groß sein.
- Die Entwicklung der Sinne schreitet gut fort. Daher kann es Helligkeit, Lärm und Ruhe differenzieren. Ihr solltet entsprechend darauf reagieren.

Das Befinden der werdenden Mama

- Jetzt verändert sich viel für die Mutter. Denn sie hat eine Gewichtszunahme von 5 kg vorzuweisen.
- Verschiedene Symptome stellen sich bei den meisten Müttern ein: Schwangerschaftsdemenz, Sodbrennen, verstopfte Nase, Schwindelgefühl und Schlafstörungen sind möglich.

Die 20. SSW

Die Entwicklung des Babys

- Die 20. SSW bringt ein Kindesgewicht von 260 g und eine Größe von 15,5 cm mit sich.
- Bereits zu diesem Zeitraum bildet sich die sogenannte Käseschmiere.

Das Befinden der werdenden Mama

- Zu diesem Zeitpunkt spüren fast alle Mütter die Kindesbewegungen.

Die 21. SSW

Die Entwicklung des Babys

- Die 21. SSW birgt ein Gewicht von 320 g und eine durchschnittliche Größe von 26,7 cm.
- Das Baby turnt und wächst, isst und schläft.

Das Befinden der werdenden Mama

- Bei vielen Frauen beginnt in dieser Woche die Produktion der Vormilch.
- Die Wassereinlagerungen verstärken sich.
- Es können sich Krampfadern bilden. Halte hierfür Kompressionsstrümpfe bereit. Sie schaffen Abhilfe ohne zu stören.

Die 22. SSW

Die Entwicklung des Babys

- Die 22. SSW bringt wieder Neuerungen. Nicht nur ein Gewicht von etwa 350 g und eine Größe von 28 cm.
- Der Gleichgewichtssinn bildet sich.
- Das konkrete Hören beginnt für das Kind. Jetzt kannst Du anfangen, mit dem Kind zu sprechen. Es wird Dir aufmerksam zuhören.

Das Befinden der werdenden Mama

- Aufgrund der besseren Durchblutung des gesamten Organismus kann es bei der Mutter zu Zahnfleischbluten kommen. Besorge bitte weiche Zahnbürsten.

Die 23. SSW

Die Entwicklung des Babys

- In der 23. SSW ist das Kind schon 30 cm groß und kann bis zu 480 g wiegen.
- Dein Kind hat einen individuellen Schlaf-Wach-Rhythmus entwickelt.

Das Befinden der werdenden Mama

- Das Blutvolumen der Mutter steigt jetzt deutlich an, wodurch es zu einer gesteigerten Herzaktivität und Schwindelgefühlen kommen kann.
- Obwohl sich die Gebärmutter bis 4 cm über dem Bauchnabel ausgedehnt hat, kommt es zu vermehrtem Harndrang.

Die 24. SSW

Die Entwicklung des Babys

- Die 24. SSW zeigt sich mit 640 g und 31,0 cm.
- Das Baby kann nun die Augen öffnen und aufrecht in der Gebärmutter sitzen.
- Aufgrund der Höhe der Gebärmutter kann es nun auch gegen die Rippen treten. Atemnot kann die Folge sein.

Das Befinden der werdenden Mama

- Neben den bereits bekannten Beschwerden kann aufgrund der erhöhten Blutmenge ab und an Nasenbluten entstehen.

Dritte Trimester - SSW 25 bis 40

Jetzt wird es langsam ernst. Das Ziel der Reise wird immer greifbarer. Im dritten Trimester wird Dein Baby nochmals einen ordentlichen Entwicklungsschub durchlaufen und gegen Ende eine Größe von ca. 50 cm und ein Gewicht von 3.500 g erreichen. Spätestens jetzt solltest Du letzte Vorkehrungen und Besorgungen, wie Kliniktasche packen und Erstausrüstung für das Baby besorgen, erledigen.

Die 25. SSW

Die Entwicklung des Babys

- Die 25. SSW zeigt uns ein Gewicht von 750 g und einer Größe von bereits 34,0 cm.
- Bereits am Ende dieser SSW hätte ein Frühchen mithilfe der neuesten Technik berechtigte Überlebenschancen.

Das Befinden der werdenden Mama

- Mittlerweile hat die Mutter das Gefühl Ihr ganzer Körper wäre verspannt. Überrasche Deine Frau mit einem Abonnement in einer guten Massagepraxis, bis zum Ende der Schwangerschaft. Sie wird es Dir danken.

Die 26. SSW

Die Entwicklung des Babys

- Das Gewicht des Kindes kann in der 26. SSW 800 g betragen und die Größe kann sich bei 35,0 cm einpendeln.
- Die Reife aller Organe schreitet voran.
- Wimpern haben sich gebildet.

Das Befinden der werdenden Mama

- Die Mutter kann eine Gewichtszunahme von bis zu 10 kg aufweisen.
- In dieser Woche können die ersten Krämpfe in den Beinen auftreten. Hast Du bereits ein gutes Magnesium-Präparat besorgt? Sie wird es brauchen.

Die 27. SSW

Die Entwicklung des Babys

- 36,6 cm und ein Gewicht von 850g – dies sind die Zahlen der 27. SSW.
- Es kann die Augen öffnen und benötigt mittlerweile den ganzen Raum der Gebärmutter.
- Trotzdem „turnt" und tritt es immer noch, seine momentane Hauptbeschäftigung.

Das Befinden der werdenden Mama

- Neben den üblichen Beschwerden kommt zum bereits bekannten Harndrang auch noch unkontrollierter Harnabgang hinzu. Dieser kann beim Husten, Niesen oder Lachen entstehen.

Die 28. SSW

Die Entwicklung des Babys

- Die 28. SSW bringt eine Größe von 37 cm und ein Gewicht von 1.100 g mit sich.
- Das Kind schließt jetzt beim Schlafen die Augen.

Das Befinden der werdenden Mama

- Jetzt beginnt die schnelle Wachstumsphase des Bauches. Alle vorhandenen Beschwerden werden sich verstärken.

Die 29. SSW

Die Entwicklung des Babys

- 29. SSW = 38,0 cm und 1.300 g
- Während die Reife der Organe voranschreitet, bilden sich jetzt die Lungenbläschen.

Das Befinden der werdenden Mama

- Neben Atemnot aufgrund der hochstehenden Gebärmutter kann es zu Gleichgewichtsproblemen kommen.
- Es treten bereits Übungswehen auf, die den Bauch für circa 30 Sekunden steinhart werden lassen. Sie kommen und gehen, wie sie wollen. Beruhige Deine Frau. Übungswehen sind nur lästig, lassen sich aber nicht umgehen.

Die 30. SSW

Die Entwicklung des Babys

- 30. SSW = 40,0 cm und 1.350 g
- Es kann sich orientieren.
- Das Baby nimmt in dieser Woche meist bereits die Fötusstellung ein.

Das Befinden der werdenden Mama

- Für die Mutter gibt es nichts Neues. Außer, dass sie sich jetzt, bis zum Zeitpunkt der Geburt den körperlichen Strapazen stellen und sich in Geduld üben muss.

Information:
So, noch ca. 10 Wochen bis es losgeht. Falls Du es nicht schon gemacht hast, kannst Du zusammen mit Deiner Frau nun die Kliniktasche packen. Was alles reinmuss, erfährst Du in: „Die Geburt – es wird ernst". Eine kleine Anregung vorab:

Eine Badehose für die Männer, falls eine Wassergeburt geplant ist, sollte auf jeden Fall eingepackt werden. Darüber hinaus gehört in eine Kliniktasche auch die Kleidung für die erste Fahrt nach Hause. Hier nehmt Ihr am besten einen Strampler, ein Mützchen und Socken mit. Die Ausweise der Eltern, Snacks, und was Ihr sonst noch gerne dabeihaben wollt, müsst/ könnt Ihr ebenfalls einpacken. Wie aber bereits erwähnt entnehmt Ihr Eine vollständige Auflistung aus dem Kapitel „die Geburt – es wird ernst".

Die 31. SSW

Die Entwicklung des Babys

- 31. SSW = 41,5 cm und 1.600 g
- Die Entwicklung der Lunge ist fast abgeschlossen.
- Die Entwicklung der Sinnesorgane ist bereits abgeschlossen.
- Die Haut des Babys wird immer besser durchblutet.

Das Befinden der werdenden Mama

- Fast 13 kg Gewichtszunahme sind bei der Mutter zu verbuchen.
- Sie kann nichts weiter tun, als abzuwarten.

Die 32. SSW

Die Entwicklung des Babys

- 32. SSW = 42,5 cm und 1.800 g
- Die Lungenreife ist immer noch nicht abgeschlossen.
- Das Kindspech bildet sich und beginnt, den Darm zu füllen.
- Da es immer enger wird, werden auch die Bewegungen des Kindes weniger. Treten tut es immer noch.

Das Befinden der werdenden Mama

- Die Mutter leidet immer mehr an Schlaflosigkeit und Sodbrennen.
- Die Übungswehen treten immer häufiger auf.
- Nochmal ist ein Wachstum der Brüste zu verzeichnen, was der vermehrten Produktion von Kolostrum zuzuschreiben ist. Jetzt ist wohl der beste Zeitpunkt, um ein letztes Mal ausgedehnt zu shoppen. Es sollte

nun alles im Hause sein, was Ihr für die erste Zeit nach der Geburt benötigt, inklusive der Erstlingsausstattung, Kinderwagen usw. Denn jetzt wird es für die Mutter anstrengend. Versuch' ihr auch im Haushalt so viel wie möglich abzunehmen. Noch kann sie sich ihre Ruhepausen selber einteilen.

Die 33. SSW

Die Entwicklung des Babys

- 33. SSW = 4,3,5 cm und 2.000g
- Die meisten Babys haben zu diesem Zeitpunkt die Geburtsposition eingenommen.

Das Befinden der werdenden Mama

- Ängste hinsichtlich der Geburt und dem Leben danach, Kreislaufprobleme, Kopfschmerzen und oftmals ein nicht endendes Sodbrennen können die Mutter jetzt quälen. Das Aufstehen wird immer schwerer.

Die 34. SSW

Die Entwicklung des Babys

- 34. SSW = 2.300 g und 45,5 cm
- Die Entwicklung von Gehirn und Nervensystem ist nun endgültig abgeschlossen.
- Ab dieser Woche beginnt die Plazenta zu altern.
- Manche Kinder rutschen bereits jetzt ins Becken.

Das Befinden der werdenden Mama

- Die Kurzatmigkeit verstärkt sich.
- Es kommt zu Spannungszuständen der Haut am Bauch sowie den Brüsten. Auch kann Juckreiz hinzukommen.

Die 35. SSW

Die Entwicklung des Babys

- 35. SSW = 46,5 cm und 2.500 g
- Bei Jungen senken sich nun die Hoden ab.
- Die Lungenreife steht direkt vor dem Abschluss.

Das Befinden der werdenden Mama

- Appetitlosigkeit kann sich ausbreiten.
- Alltägliches, wie Schuhe binden, Dinge aufheben, aber auch Autofahren kann zu einer starken Belastung werden.

Die 36. SSW

Die Entwicklung des Babys

- 36. SSW = 47,5 cm und 2.700 g
- Die Käseschmiere beginnt zurückzugehen.
- Das Baby nimmt rasant an Gewicht zu.

Das Befinden der werdenden Mama

- Die Beschwerden der letzten Wochen sind immer noch vorhanden und werden von Übelkeit begleitet.
- Aufgrund der Lungenreife könnte das Kind ab sofort auf die Welt kommen, da es eigenständig atmen könnte.

Die 37. SSW

Die Entwicklung des Babys

- 37. SSW = 48,5 cm und 2.950 g
- Weiteres Absinken ins Becken und weitere Gewichtszunahme des Kindes

Das Befinden der werdenden Mama

- Aufgrund des Absinkens des Kindes rutscht der Bauch nach unten. Die Atmung erleichtert sich.
- Der Muttermund wird weicher und dünner.
- Zu den Übungswehen gesellen sich Senkwehen, die das Kind weiter in den Beckenraum drücken.

Die 38. SSW

Die Entwicklung des Babys

- 38. SSW = 49,5 cm und 3.100 g

Das Befinden der werdenden Mama

- Mutter und Kind warten nur noch auf die Geburt. Du solltest noch einmal die Tasche für das Krankenhaus überprüfen und natürlich auch alles, was nach der Geburt zu Hause benötigt wird. Wenn es losgeht, sollte alles griffbereit sein.

Die 39. SSW

Die Entwicklung des Babys

- 39. SSW = 50,5 cm und 3.250 g
- Immer noch gewinnt das Kind an Gewicht und Größe.
- Die Käseschmiere ist fast vollständig verschwunden, was auf die vollständige Reife des Kindes hinweist.

Das Befinden der werdenden Mama

- Der Druck nach unten nimmt zu. Dadurch entsteht starker Harndrang.
- Die Senkwehen, den Juckreiz sowie die Spannungsgefühle kennt die Mutter ja bereits.

Die 40. SSW

Die Entwicklung des Babys

- 40. SSW = 51,0 cm und 3.500 g
- Die Schädelknochen sind nicht zusammengewachsen, damit der Kopf sich bei der Geburt im engen Geburtskanal zusammenschieben kann.
- Der Kopf des Babys drückt auf den unteren Gebärmutterboden.

Das Befinden der werdenden Mama

- Bei der Mutter kann sich nun der Schleimpfropf lösen.
- Die Fruchtblase kann jederzeit platzen und die Geburt einleiten.

Sollten sich diese Dinge nicht in der 40. SSW ereignen, so übt Euch beide in Geduld. Denn genau genommen müssen die 1. und 2. SSW noch an die 40. SSW angehängt werden, um den vollen Zeitraum der Schwangerschaft auszuschöpfen. Daher wird in der 41. SSW auch noch nicht von „Übertragen" gesprochen. Doch ist die 42. SSW vorüber, sollte mit dem Frauenarzt und / oder der Hebamme eventuell über die Einleitung der Geburt gesprochen werden.

Schwangerschaftsbeschwerden und wie ich als Mann punkten kann

Vermutlich hast auch Du noch nicht von einer Schwangerschaft gehört, die vollkommen ohne Beschwerden abgelaufen ist. Bei diesen handelt es sich um eine Art Nebenwirkung, die durch unter anderem durch die Hormone bzw. den aktuellen Hormoncocktail im Körper Deiner Frau zustande kommen. Viele Nebenwirkungen sind denkbar. Daher sollen nachfolgend die einmal aufgeführt werden, die sich am häufigsten zeigen:

Vorab eine Auflistung in chronologischer Reihenfolge:

- *Morgendliche Übelkeit*
- *Empfindsamer Geschmacks- und Geruchssinn*
- *Schlafstörungen*
- *Stimmungsschwankungen*
- *Wassereinlagerungen*
- *Rückenschmerzen*
- *Ziehen im Unterleib*
- *Kopfschmerzen*
- *Zahnfleischbluten*
- *Blähungen und Verstopfung*
- *Wadenkrämpfe*
- *Sodbrennen*
- *Übergewicht*
- *Hämorrhoiden*

Morgendliche Übelkeit

Ein Übel, an dem die meisten Schwangeren nicht vorbeikommen. Viele erkennen daran, dass sie eventuell schwanger sein könnten. Sie hält unterschiedlich lange an und ist auch unterschiedlich intensiv. Daher kann keine Prognose gegeben werden, wie lange Deine Frau eventuell von ihr befallen ist. Doch eines ist sicher – wenn die Übelkeit vorhanden ist, kann es von Vorteil sein, einige kleine Hausmittelchen bereits im Haus zu haben. Ingwer wirkt sich sehr positiv auf den Magen aus. Daher sollten unbedingt Ingwerbonbons im Hause sein. Getrocknete Aprikosen helfen, den im Ungleichgewicht befindlichen Kaliumwert zu stabilisieren. Haferbrei ist in der Lage, die überschüssige Säure im Magen zu binden. Fettarmes Essen und ausreichend Flüssigkeitsaufnahme sind zu empfehlen.

Zudem sollten viele kleine Mahlzeiten zu sich genommen werden, um den Magen zu entlasten. Vielleicht ist es ja möglich, bereits vor dem Aufstehen eine Kleinigkeit im Bett zu essen. Selbiges gilt auch für das Trinkverhalten. Stress vermeiden hilft vielleicht nicht sofort, kann aber dauerhaft zu einer Beruhigung des Magens verhelfen.

Eventuell ist es sinnvoll, sich von der Hebamme akupunktieren zu lassen. Auch verschiedene Gynäkologen verfügen über diese Fähigkeiten.

Empfindsamer Geschmacks- und Geruchssinn

Das Erste, was sich bei Deiner Frau in der Schwangerschaft verändern wird, ist ihr Hormonhaushalt. Und dieser ist auch für die Veränderungen im Bereich der Geruchs- und Geschmacksempfindung verantwortlich. So kann es passieren, dass ihre absoluten Lieblingsdüfte mit einem Male ganz furchtbar riechen und ihr Lieblingsgericht wie Schmierseife schmeckt. Auch kann es sein, dass sich die Geschmäcker verschieben – ursprünglich süßes schmeckt bitter und salziges scharf. Ja, für Deine Frau ist dies sicherlich unangenehm oder sogar ganz fürchterlich, wenn nämlich mit den Geruchs- und Geschmacksempfindungen eine starke Übelkeit einhergeht.

Doch keine Bange – für gewöhnlich verschwinden diese Schwierigkeiten zu Beginn des zweiten Drittels. Wenn Ihr feststellt, dass bestimmte Gerüche, aber auch Gerichte zu Übelkeit oder Unwohlsein führen, lasst sie für die nächste Zeit einfach weg und probiert anderes aus.

Wenn Übelkeit und Geruchsbelastungen zu groß werden, sollte dies beim nächsten Termin beim Frauenarzt oder bei der Hebamme angesprochen werden. Einer von beiden hat bestimmt einen sehr guten Rat, um die Belastung abzustellen.

Nicht selten beginnen die Schlafstörungen bereits in der Frühschwangerschaft. Wenn dies nicht der Fall ist, werden sie sich auf jeden Fall im letzten Drittel einstellen. Zumindest in der fortgeschrittenen Schwangerschaft ist eine Begründung offensichtlich – Rückenschmerzen, Sodbrennen, vielleicht die ersten Senkwehen und natürlich die Problematik, andauernder Harndrang, die passende Schlafposition zu finden und natürlich die Tatsache, dass das Kind immer mehr Energie abzieht. Klar, es will ja so kräftig wie nur möglich auf die Welt kommen. Und dafür benötigt es nun einmal viel Kraft.

Alleine der Geburtsvorgang ist ein sehr intensives Geschehen, das von Mutter und Kind viel Kraft verlangen wird. Da hilft nur eines: Sorge dafür, dass sich Deine Frau stets dann eine Ruhepause gönnt, wenn sie sie benötigt. Ist sie erst einmal in der Zeit des Schwangerschaftsurlaubes vor der Geburt angekommen, so gibt es nichts und niemanden mehr, der sie antreiben kann – außer dem Kind. Einer regelmäßigen Ruhepause steht also gar nichts im Wege. In der Frühschwangerschaft sieht es ganz anders aus. Denn hier ist es die schnelle Hormonumstellung, die gewissermaßen den gesamten Organismus auf den Kopf stellt. Doch auch andere Ursachen wie Zukunftsängste, eine generelle Angst vor der Geburt, Wadenkrämpfe, Albträume oder auch empfindliche Brüste können zu einer inneren Unruhe führen, die einem den Schlaf raubt. Da Du selber ja vermutlich während des Tages zur Arbeit gehen musst, bist Du derjenige, der für eine ruhige Nachtphase sorgen muss. Wenn es hilft, kannst Du Deiner Frau auch eine beruhigende Massage geben. Hierzu eignen sich entspannende, ätherische Öle. Meditationsmusik oder spezielle Zusammenstellungen von Einschlafmusik ist ebenfalls einen Versuch wert. Und noch eines: Wenn Deine Frau tatsächlich während der gesamten Schwangerschaft Schlafprobleme hat, versucht einen Weg zu finden, dass sie am Tage die eine oder andere schlaflose Stunde nachholen kann. Auch wenn das Ende absehbar ist, können 40 – 42 Wochen recht lang werden, wenn nicht ausreichend Schlaf vorhanden ist.

Stimmungsschwankungen

Es muss nicht auf jede Frau zutreffen, aber für viele Frauen ist die Schwangerschaft eine Achterbahnfahrt. Eine Achterbahn der Gefühle. Vorwiegend sind die Hormone Progesteron und Östrogen dafür verantwortlich. Eine weitere Ursache jedoch sind die Ängste, die auch stets mit einer Schwangerschaft einhergehen. Angst um den Ausgang der Schwangerschaft, Angst um die erste Zeit mit dem Baby, Angst um die Zukunft und natürlich ganz generell Angst um die Welt an sich! Genau genommen ist das aber normal. Schließlich geht es um eine Verantwortung, der sich weder Mann noch Frau bisher jemals stellen mussten. Da kann es schon vorkommen, dass die Psyche sich mehr als überfordert fühlt. Geht es Dir diesbezüglich nicht genauso wie Deiner Frau? Sicherlich kannst Du gegen den hormonellen Cocktail überhaupt nichts ausrichten. Das ist ganz klar. Aber Du kannst Dein Bestes geben, um Ihre Stimmungsschwankungen auszuhalten. Du weißt ja, es geht wieder vorbei. Sei einfach für sie da. Sorge dafür, dass immer ausreichend Schokolade, Eis und andere Seelentröster im Hause sind. Natürlich sollte auch ihre Lieblingsmusik in Greifweite sein. Sollte sie ein Kuscheltier oder eine Lieblingskuscheldecke besitzen, darf auch diese in der Schwangerschaft auf gar keinen Fall verloren gehen oder einem falschen Waschprogramm zum Opfer fallen und sollten Dir die Launen Deiner Frau wirklich einmal zu viel werden, hole die beste Freundin von ihr mit ins Boot. Natürlich könnten die beiden Damen auch shoppen gehen oder einen Kulturabend im Theater oder Kino verbringen. Es gibt viele Optionen, sich von den hormonellen Launen abzulenken.

Wassereinlagerungen

Gegen Ende der Schwangerschaft sind Wassereinlagerungen vollkommen normal. Eigentlich beginnt diese Einlagerung schon früher. Doch kommen sie zum Ende hin deutlich sichtbarer zum Vorschein. Kommt es bereits frühzeitig zu größeren Wassereinlagerungen, so solltest Du diese im Auge behalten. Ziehen sie sich nicht wieder zurück, ist ein Termin mit dem Arzt und / oder der Hebamme fällig. Sie können die Schwere der Einlagerungen beurteilen und vielleicht auch den Auslöser herausfinden. Mittels der Akupunktur kann die Ausscheidung von Wassereinlagerungen angeregt werden.

Rückenschmerzen

Und wieder hörst Du als Erstes die positive Nachricht – Rückenschmerzen, insbesondere zum Ende der Schwangerschaft, sind etwas vollkommen Normales. Die Mutterbänder werden durch die stete Hormonproduktion immer weicher, elastischer, durchlässiger. Unter Mutterbänder versteht man den Halteapparat der Gebärmutter. Wird dieser also elastischer, kommt es zur Absenkung der Gebärmutter, natürlich samt Inhalt. Dieses Gewicht muss aber von der Wirbelsäule dennoch gehalten und möglichst aufrecht getragen werden. Natürlich kann Deine Frau sich bereits vor der Schwangerschaft und in den Wochen, in denen sie noch keine Beschwerden hat mit speziellen Rückenübungen stärken. Deshalb solltest Du die folgenden Dinge auf jeden Fall bereithalten: Eine Wärmflasche oder ein Kirschkernkissen, das bei Bedarf aufgewärmt wird; ein Keilkissen, das zum Abstützen beim Schlafen in der Seitenlage unter den Bauch geschoben werden kann; ein Stillkissen, das in dieser Zeit als Seitenschläferkissen zwischen die Beine und stützend unter den Bauch gelegt wird. Gehe mit Deiner Frau regelmäßig ins Hallenbad zum Schwimmen. Insbesondere Rückenschwimmen unterstützt und entlastet den Rücken. Zudem kann Deine Frau bestimmte Aqua- oder Yogakurse besuchen, die speziell für Schwangere konzipiert sind. Ob Deine Frau Massagen oder Krankengymnastik erhalten kann, liegt im Ermessen des behandelnden Gynäkologen. Bei der Einlösung der Verordnungen ist darauf zu achten, dass der Masseur / der Krankengymnast sich auf die Behandlung von Schwangeren versteht. Und zu guter Letzt: Wer Rückenschmerzen hat, neigt dazu, den Rücken rundzumachen. Ermutige Deine Frau bitte immer wieder, dass sie aufrecht gehen möchte. Auch wenn hohe Schuhe sexy wirken können, sollten sie in der Schwangerschaft, insbesondere, wenn es schon zu Rückenschmerzen gekommen ist, im Schrank bleiben. Da schweres Heben in der Schwangerschaft sowieso nicht wirklich gut ist, versteht es sich von selbst, dass Du Deiner Frau bitte alles Schwere abnimmst.

Ziehen im Unterleib

Ab der sechsten SSW kann es zum leichten Ziehen im Unterleib kommen. Ein mehr oder weniger leichtes Ziehen oder Stechen – davon braucht Ihr Euch aber nicht erschrecken lassen. Denn das leichte Ziehen bedeutet, dass sich die Mutterbänder, also der Halteapparat der Gebärmutter, sich auf ihre kommende Aufgabe vorbereiten. Doch ist es schön, die Gewissheit zu haben, dass sich diese Unannehmlichkeiten einer Schwangerschaft bereits ab der zwölften SSW reduzieren und meist vollkommen abklingen. Seid allerdings nicht allzu besorgt, wenn sie sich im dritten Drittel wieder einstellen. Denn nun heißt es „Endspurt“, sodass sich der Organismus Deiner Frau rein physisch auf die Geburt einstellen muss. Dazu gehört natürlich auch der entsprechende Muskelaufbau bzw. die Stärkung des Halteapparates. In den meisten Fällen ist bereits die Einnahme von zusätzlichem Magnesium oder magnesiumhaltige Nahrungsmittel des Rätsels Lösung. Auch eine Akupunktur kann hilfreich sein. Kommt es jedoch in der Zwischenzeit zum Ziehen und Zwicken im Unterbauch, eventuell in Kombination mit Erbrechen, Ohnmacht, Schwindel, Sehschwäche, Blutabgang im Vaginalbereich oder starken Kopfschmerzen, sollte sofort der Gynäkologe aufgesucht werden. Er wird die Ursache finden und entsprechend handeln. Du siehst, es ist in diesem Fall nicht ganz einfach, die passende Unterstützung zu geben. Aber eine Wärmflasche anzubieten, das Magnesium zu bringen oder einen Termin beim Arzt oder der Hebamme zur zusätzlichen Kontrolle bei anhaltendem Ziehen zu machen, kann genau die Unterstützung sein, die Deine Frau benötigt.

Kopfschmerzen

Kopfschmerzen sind leider sehr häufig in der Schwangerschaft. Sie sind eine Folge der Hormonumstellung. Mit ihr geht nämlich auch eine Kreislaufumstellung einher. Deshalb beschränken sich die Kopfschmerzen oftmals auf die Frühschwangerschaft. Hat sich der Organismus eingependelt, verschwinden sie meist wieder. Ein bisschen Ruhe und schon geht es meist wieder. Sie können aber auch auf Bluthochdruck oder eine Präeklampsie (Schwangerschaftsvergiftung) hinweisen und bedürfen ärztlicher Behandlung! Wie aber auch im „normalen Leben“ kann die Ursache für die Kopfschmerzen normaler Ursache sein: Zu wenig Schlaf, zu wenig Flüssigkeitszufuhr, Zugluft bekommen, zu lange am Computer gearbeitet, falsche Bewegung gemacht usw. Die regulären Ursachen sind zum Teil einfach zu beheben: Stelle Deiner Frau an den unmöglichsten Stellen des Hauses eine Wasserflasche hin, damit sie an die Flüssigkeitsaufnahme erinnert wird. Erinnere sie daran, rechtzeitig schlafen zu gehen. Schließlich schläft sie jetzt nicht mehr nur für ihr eigenes Wohlergehen. Zudem ist vornehmlich der Nachtschlaf gemeint. Sicherlich ist ein kleiner Mittagsschlaf nicht zu verachten. Aber er ist nicht halb so effektiv wie der nächtliche Schlaf. Sie sollte über den Tag verteilt einige Ruhepausen einlegen.

Wie wäre es mit gemeinsamen Yoga-Übungen am Abend, um den Tagesstress loszulassen? Yoga ist zudem auch eine gute Geburtsvorbereitung. Und auch Dir kann Yoga zur Findung Deines inneren Gleichgewichtes ganz bestimmt helfen. Oder unternehmt abends regelmäßig kleine oder mittelgroße Spaziergänge. Manchmal tut es auch einfach der kalte Waschlappen im Nacken. Und das wusste auch Oma schon! Die Hebamme hat mit Akupunktur und Homöopathie ebenfalls gute Werkzeuge zur Linderung bzw. Behebung von Kopfschmerzen an der Hand.

Zahnfleischbluten

Auch hier habt Ihr es wieder mit einer Folge der Hormonumstellung zu tun. Warum? Durch die aktuelle Hormonmischung kann das Zahnfleisch anschwellen. Auch wenn es meist nur geringfügig anschwillt, wird es besser durchblutet, sodass es empfindlicher auf Druck oder Berührungen reagiert. Dennoch ist die tägliche Zahnhygiene wichtiger denn je. Nicht nur, um Parodontose oder Karies zu verhindern. Auch sollte Plaquebildung verhindert werden, damit dieser nicht Ausgangspunkt für Bakterien oder Bakterien-bedingte Erkrankungen wird. Wechsle, natürlich in Absprache mit Deiner Frau, ihre reguläre Zahnbürste gegen eine weiche

Zahnbürste aus. Stelle ebenfalls Zahnseide und Interdentalbürsten zur Verfügung. Am besten wird nun eine Zahnpasta für sensible Zähne verwendet. Salbei- wie auch Kamillentee haben eine beruhigende und desinfizierende Wirkung. In der Schwangerschaft ist es sinnvoll zwei, vielleicht sogar drei Kontrolltermine beim Zahnarzt wahrzunehmen. Dieser sollte allerdings unbedingt auf die Schwangerschaft hingewiesen werden. Sollte es nötig sein, kann auch während der Schwangerschaft eine professionelle Zahnreinigung durchgeführt werden.

ÜBRIGENS: Viele Frauen leiden an der anfänglichen Morgenübelkeit. Das Übergeben führt aber leider dazu, dass der Zahnschmelz durch die Magensäure angegriffen werden kann. Um Schäden des Zahnschmelzes zu minimieren, sollte daher auch nach dem Übergeben Zahnpflege betrieben werden. Um die Zähne zu schonen, sollte direkt danach der Mund nur mit Wasser ausgespült und die Zähne nach einer Wartezeit von 20 bis 30 Minuten geputzt werden. Hast Du schon einmal den Spruch „Jedes Kind kostet einen Zahn." gehört? Nun, während der Schwangerschaft besteht ein höherer Calciumbedarf für den Knochenaufbau des Kindes.

Blähungen und Verstopfung

Sie begleiten viele Schwangere durch die gesamte Schwangerschaft. Grund dafür ist das Hormon Progesteron. Es wird bereits in der Frühschwangerschaft gebildet. Leider sorgt es für eine gewisse Darmträgheit. Der Transport der Nahrung durch den gesamten Verdauungstrakt wird also verlangsamt. Dies führt zu einer vermehrten Bildung von Verdauungsgasen – Blähungen, aber auch Verstopfungen. Leider kann beides weitere Probleme nach sich ziehen, etwa Sodbrennen oder Aufstoßen. Wächst mit zunehmender Größe des Kindes auch noch der Druck auf den Verdauungstrakt, ist das Chaos in diesem Bereich perfekt. Aber keine Angst – spätestens nach der Geburt wird sich alles wieder einpendeln. Um akuten Blähungen beizukommen, empfiehlt sich der Anis-Kümmel-Fenchel-Tee. Er kann ungesüßt optimal getrunken werden. Alle drei Kräuter sorgen für eine Lösung und einen Abgang der Blähungen und unterstützen die Optimierung der Verdauung. Auch solltest Du Deine Frau wieder auf die richtige Umstandskleidung erinnern. Denn genau zu diesem Zweck gibt es die verschiedenen Kollektionen der Umstandsmode.

Wadenkrämpfe

Sie sind ein gewöhnliches Phänomen, dass ganz besonders im zweiten Schwangerschaftsdrittel auftritt. Sie sind oftmals sehr schmerzhaft und treten am liebsten nachts auf. Die häufigste Ursache ist Magnesiummangel einhergehend mit einem Ungleichgewicht des Elektrolythaushaltes. Zudem scheidet der Organismus aufgrund der Hormonumstellung das aufgenommene Magnesium schneller aus. Ein gutes Magnesiumpräparat ist daher essentiell. Doch auch die typischen Ursachen von Wadenkrämpfen sollten in der Schwangerschaft bedacht werden: Langes Stehen oder Laufen, das Tragen von engen, hochhackigen Schuhen.

Aber auch zu wenig Bewegung kann sie fördern, denn dadurch wird die Muskulatur der Beine weniger durchblutet. Ohne eine ausreichende Durchblutung aber kann das Gewebe nicht ausreichend mit Nährstoffen versorgt werden. Am besten wird mit dem Frauenarzt oder der Hebamme besprochen, welches Präparat im Einzelfall am besten einzusetzen ist. Zudem muntere Deine Frau abends auf, die Beine hochzulegen. Auch sollte sie das Überschlagen der Beine am besten ganz sein lassen. Versorge sie mit Nahrungsmitteln, die einen hohen, natürlichen Magnesiumgehalt aufweisen,

Milch, Nüsse, Naturreis und Vollkornprodukte. Sie können leicht in den Speiseplan integriert werden.

Sodbrennen

Wächst das Kind, nimmt es immer mehr Platz im Bauchraum ein. Ein normaler Vorgang, der aber leider dazu führt, dass es die anderen Organe immer weiter beiseiteschiebt. So auch den Magen, was seinerseits dazu führt, dass sich das Magenvolumen verkleinert. Deine Frau wird feststellen, dass sie immer kleinere Mahlzeiten zu sich nehmen kann, da sich der Magen schneller füllt. Und leider kommt es, in Kombination mit der Lockerung des Gewebes, auch immer wieder dazu, dass das sich bewegende Kind die Magensäure in Richtung der Speiseröhre schiebt. Auch der Schließmuskel zur Speiseröhre kann gelockert sein, wodurch die Magensäure leichter aus dem Magen herausgedrückt und ihren Weg in die Speiseröhre finden kann. Aber greif' lieber nach natürlichen Mitteln. Das einfachste Mittel wäre der Kaugummi. Denn Kaugummikauen regt die Speichelproduktion an. Fließt vermehrter Speichel in den Magen, wird die Magensäure verdünnt, die sich in der Speiseröhre befindet. Sie wird gewissermaßen fortgespült und die Beschwerden gemildert bzw. abgestellt.

Auch ein Glas lauwarmes Wasser oder Kamillentee hat diese Wirkung. Milch ist ebenfalls ein gutes Mittel. Sie führt zu einer leichten Schleimbildung und schützt somit die Schleimhaut der Speiseröhre bei weiterem Aufstoßen. Auch andere Milchprodukte können zu diesem Effekt führen. Bedingt kann auch eine Handvoll Mandeln zum gewünschten Effekt führen. Wenn Deine Frau Mandeln gerne isst, kann sie dies gerne ausprobieren. Vorbeugend ist natürlich wieder die ausgewogene Ernährung mit einem Verzicht auf Zucker und stark zuckerhaltigen Produkten, Kaffee bzw. koffeinhaltige Produkte und stark fetthaltige Produkte ausschlaggebend. Je weiter die Schwangerschaft fortschreitet, desto kleiner sollten die Mahlzeiten ausfallen. Es ist sinnvoll, lieber viele kleine Mahlzeiten auf den Tag zu verteilen. Auch wenn es vielleicht dem eigenen Selbstbild nicht entspricht, solltest Du Deine Frau ermutigen, tatsächlich zum Schwangerschafts- Schlabberlook überzugehen. Denn einengende bzw. eng geschnittene Kleidung ist in der Schwangerschaft einfach nicht das Richtige. Schaut' Euch doch zusammen rechtzeitig die entsprechenden Kataloge an. Ihr werdet sehen, dass für jeden Modetyp etwas dabei ist und trotzdem nicht einengt.

Übergewicht

Ein Problem, mit dem leider viele Schwangere zu kämpfen haben. Doch die Entstehung des Übergewichtes kann unterschiedliche Ursachen haben, sodass nicht pauschal gesagt werden kann, dass die Mutter zu viel gegessen und sich zu wenig bewegt hat. So einfach ist es nun auch nicht. Mit der Geburt ist also der Großteil dieses Gewichtes bereits wieder passé. Eine gesunde Ernährung und ausreichend stilles Wasser helfen auf jeden Fall beim Erhalt eines konstanten Gewichtes bzw. einer regulären Gewichtszunahme. Grundsätzlich wird das Gewicht sowohl bei den Kontrollterminen beim Frauenarzt als auch bei der Hebamme überprüft. Beiden würde eine zu starke Gewichtszunahme auffallen. Es ist wichtig, sich an ihre Vorgaben zu halten. Denn ein zu starkes Übergewicht kann zu einer Schwangerschaftsdiabetes führen. Auch Bluthochdruck ist eine mögliche Folge.

Weitere Folgen können sein: Eklampsie (lebensbedrohliche Krämpfe), Präeklampsie, starke Wassereinlagerungen, Fehlgeburt, Gefahr der Notwendigkeit eines Kaiserschnitts. Die Folgen für das Baby wären ebenfalls nicht rosig: hohes Geburtsgewicht, Gefahr von Diabetes und Adipositas, Gefahr auf Herzfehler steigt. Und genau aus diesem Grunde ist es so wichtig, auf das Gewicht in der Schwangerschaft zu achten. Doch sind Diäten ein absolutes No-Go! Sie würden sich negativ auf Mutter und Kind auswirken. Auch ist es vollkommener Unsinn zu behaupten, man würde nun für 2 essen. Aber eine gesunde Ernährung mit viel Obst und Gemüse sowie Vollkornprodukten sollte jedem möglich sein. Und die Gewichtszunahme hält sich hierbei in Grenzen. Eines ist aber ein vollkommenes Tabu: Gewichtsabnahme! Ja, die Zunahme soll sich in Grenzen halten, die vom Arzt überprüft wird, aber Abnehmen sollte vermieden werden.

Hämorrhoiden

Die gute Nachricht zuerst – im Normalfall bilden sich die kleinen, knotenartigen Schwellungen nach der Geburt recht schnell wieder zurück. Eigentlich entstehen sie auch nur aufgrund des Drucks, der von der Gebärmutter und dem darin befindlichen, immer größer werdenden Kind auf den Enddarm ausgeübt wird. Genau genommen hat jeder Mensch Hämorrhoiden. Doch sind sie im optimalen Fall absolut unauffällig. Sind sie jedoch einem steten Druck ausgesetzt, der sich in der Schwangerschaft leider nicht vermeiden lässt, kann es passieren, dass sie sich aus dem After heraus wölben und zu jucken beginnen. Selbst Frauen, die die Schwangerschaft selbst ohne diese lästige Nebenerscheinung durchlaufen, können nach der Geburt kurzfristig mit Hämorrhoiden zu kämpfen haben. Dies liegt am Geburtsverlauf. Presswehen sind nämlich ebenfalls in der Lage, Hämorrhoiden hervorzurufen. Sollte Deine Frau bereits von ihnen geplagt sein, erinnere sie während des Geburtsverlaufes daran, dass sie den Vierfüßler Stand einnehmen soll. Er entlastet diese Region weitestgehend, sodass ein Teil des Drucks abgebaut wird. Um ihnen während der Schwangerschaft vorzubeugen, ist eine gesunde, ballastreiche Ernährung das A und O. Viel

Obst und Gemüse, mindestens zwei Liter Fruchtsaftschorlen, ungesüßten Tee und natürlich stilles Mineralwasser sowie viel Bewegung verhindern Verstopfungen, womit schon einmal eine Komponente ausgeschaltet wäre. Du kannst sie daran erinnern, dieses Problem mit der Hebamme zu besprechen. Sie weiß bestimmt einige tolle Übungen, um die Beckenbodenmuskulatur zu stärken. Auch dies wirkt den Hämorrhoiden entgegen. Sind sie nun einmal aufgetreten, kannst Du mit folgenden Mitteln Deiner Frau leichte bis vollständige Abhilfe verschaffen. Dies ist unter anderem vom Ausmaß der Hämorrhoiden-Bildung abhängig: 1. lauwarme Sitzbäder mit Eichenrindentee oder Zinnkraut. 2. Quarkkompressen. 3. Salben zur Verengung der Gefäße. Hier empfehlen sich Hammamelis-Myrte-Balsam oder Hamasana-Salbe.

Die Auswahl der Hebamme

Wusstest Du, dass Deine Frau die Option hat, sich während der gesamten Schwangerschaft von einer Hebamme betreuen zu lassen? Ja, da staunst Du. Denn welcher Mann, der zum ersten Mal Vater wird, weiß schon, dass die Krankenkasse sowohl die Untersuchungen beim Frauenarzt, als auch die Hebammenbetreuung vollständig übernimmt. Aus diesem Grunde teilen viele Frauen die Untersuchungstermine zwischen dem Frauenarzt und der Hebamme auf. Die Gründe hierfür sind vielfältig. Oftmals ist es einfach die Tatsache, dass sich jede Frau von der Hebamme besser verstanden fühlt als von ihrem, meist männlichen Gynäkologen. Nicht, dass diese eine schlechte Betreuung bieten. Ganz im Gegenteil, sie haben sich aus Leidenschaft für das Leben, die Geburt und die weibliche Gesundheit für diesen Berufszweig entschieden.

Normalerweise sollte es ausreichen, sich zwischen der 15. SSW und der 20. SSW nach einer Hebamme umzuschauen. Allerdings sollte angemerkt werden, dass es in einigen Großstädten bereits zu Beginn der Schwangerschaft empfehlenswert ist, sich die Zusage einer Hebamme für die Schwangerschaftsbetreuung und die Nachsorgebetreuung zu sichern.
Für gewöhnlich wird Deine Frau zunächst einen Termin für ein Gespräch bei der Hebamme erhalten. Natürlich kannst Du auch daran teilnehmen. Unter anderem sollte natürlich die Chemie stimmen. Oftmals ist es aber der errechnete Geburtstermin, der darüber entscheidet, ob die Hebamme in diesem Zeitraum eine weitere Betreuung annehmen kann oder nicht. Erst nach diesem positiv verlaufenden Gespräch kommt es zu den ersten Vorsorgeuntersuchungen. Auch die Geburtsvorbereitungskurse werden von der Hebamme angeleitet. Natürlich gibt es aber diverse Leistungen, die die Hebamme ihren Klientinnen angedeihen lässt:

- Vorgespräch: Dies wird vor jeder Aufnahme in ein Betreuungsverhältnis durch die Hebamme geführt.
- Beratungen: Bis zu 12 Mal können diese während des Schwangerschaftsverlaufes durchgeführt werden. Sie sind auch telefonisch möglich.
- Vorsorge: Die regulären Vorsorgeuntersuchungen während der Schwangerschaft, inklusive Blutabnahmen, können von der Hebamme durchgeführt werden.
- Behandlung bei Beschwerden während der Schwangerschaft sowie bei Vorwehen
- Überwachung der Herztöne des Kindes per CTG oder Pinard-Hörrohr.
- Geburtsvorbereitung in der Gruppe. Für gewöhnlich werden auch Partnerkurse angeboten, sodass der Partner auf das Ereignis „Geburt" ebenfalls intensiv vorbereitet wird und somit beste Unterstützung leisten kann. Geburtsvorbereitende Maßnahmen, die individuell abgestimmt werden, fallen ebenfalls in den meisten Fällen in ihren Bereich. Hierzu können Akupunktur, Homöopathie oder auch die Anwendung von Kräutern oder Duftölen gehören.
- **AUSNAHME:** Die einzige Untersuchung, die von einer Hebamme im Zuge der Vorsorge nicht übernommen werden kann, ist die Ultraschalluntersuchung, die für gewöhnlich im Frühstadium der Schwangerschaft zum Zuge kommt. Sie kann nur durch einen Gynäkologen durchgeführt werden.
- Unterstützung bei einer Hausgeburt. Diese Dienstleistung wird nur noch von wenigen Hebammen angeboten.
- Unterstützung bei einer Fehlgeburt sowie die dazugehörige Nachbetreuung
- Geburtshilfe im Krankenhaus – Beleggeburt.

- Geburtshilfe im Geburtshaus oder einer Hebammenpraxis.
- Wochenbettbetreuung von Mutter und Kind
- Stillberatung

Die Wochenbettbetreuung ist für Mutter und Kind bedeutungsvoll, gerade bei Erstgebärenden. In dieser Zeit bekommst Du als Vater Antworten, wenn es zu Problemen beim Stillen kommt, oder wenn Deine Frau den Baby-Blues bekommen sollte. Während der Wochenbettbetreuung oder auch Nachsorge genannt kümmert sich die Hebamme intensiv um die physische, aber auch psychische Konstitution der Mutter. Also bitte nehmt dies dankbar entgegen.

Solidarität in der Schwangerschaft

Gerade die Männer haben nach der frohen Botschaft ihrer Frau das Bedürfnis, ganz besonders viele Dinge zusammen machen zu müssen. Das ist vollkommen in Ordnung. Aber gib' ihr niemals das Gefühl, Du würdest sie einengen oder bedrängen wollen. Natürlich sollt Ihr als Paar diese aufregende Zeit verleben. Das bedeutet aber nicht, dass nicht jeder auch noch sein eigenes Leben hätte. Pflegt Eure eigenen und Eure gemeinsamen Freundschaften. Ladet Verwandte von beiden Seiten Eurer kleinen Familie ein. Es ist doch schön, wenn man eine große Verwandtschaft oder einen großen Freundeskreis hat. So hat man viele Optionen, um auch einmal um Hilfe zu bitten, wenn irgendetwas zu Hause ansteht. Zusammen seid Ihr drei später die Familie. Und mit allen anderen seid Ihr eine wunderbare, einmalige Gemeinschaft. Und die Gemeinschaft trägt Euch alle, nicht wahr?

Jetzt aber zu den Dingen, die Ihr gemeinsam auf Eure Agenda während der Schwangerschaft schreiben könnt.

Gemeinsam Sport machen

Eines soll einmal klargestellt werden: Eine Schwangerschaft ist keine Krankheit. Deshalb ist Sport sogar eigentlich unbedingt angesagt. Doch ist es eine individuelle Frage, welcher Sport empfehlenswert ist. Je nachdem, welche Sportarten bereits vor der Schwangerschaft ausgeübt wurden, kann der passende Sport für die Schwangerschaft gefunden werden. Wer etwa seit Jahren dem Reitsport nachgeht, kann auch in der Schwangerschaft weiterhin reiten. Jedoch sollte auf anstrengende Geländeritte oder das Springreiten verzichtet werden. Genauso kann die Triathlon-Athletin weiterhin ihrem Hobby nachgehen. Doch sollte sie nicht mehr an Wettkämpfen teilnehmen, sondern jede Sportart für sich an unterschiedlichen Tagen durchführen. Doch auch für Untrainierte gibt es Sportarten, die während der Schwangerschaft aufgenommen werden können. So bieten Hebammen oftmals Schwangerschafts-Yoga an. Diese Übungen entspannen und bereiten gleichzeitig den Körper auf die Geburt vor. Schwimmen ist eine wunderbare Sportart, die während der gesamten Schwangerschaft durchgeführt werden kann. Insbesondere das Rückenschwimmen stärkt die Rücken- und Bauchmuskulatur. Im dritten Trimester der Schwangerschaft ist die Schwerelosigkeit des Wassers eine reine Wohltat.

Nun magst Du Dich fragen, ob auch Joggen noch erlaubt ist. Für geübte Läuferinnen besteht kein Grund zur Sorge, dass das Joggen zu Problemen führen könnte. Es sollte aber nicht in der Schwangerschaft damit begonnen werden.
Kampfsportlerinnen sollten mit dem direkten Kampftraining aufhören. Natürlich können sie aber die reinen Übungsstunden immer noch durchführen. Selbiges gilt für das Firmentraining. Aber bitte in einem normalen Ausmaß und nicht ansatzweise an den Grenzen des üblich Möglichen. Sollte dies passieren, musst Du Deiner Frau leider einmal den Kopf zurechtrücken. Schließlich geht es nicht nur um ihre eigene Gesundheit, sondern auch um die des Kindes.
Nicht nur beim Schwimmen solltest Du Deine Frau begleiten. Und das nicht nur in den letzten Monaten der Schwangerschaft. Wenn Du nicht joggen oder reiten magst, begleite sie halt auf dem Fahrrad. Es gibt viele Optionen, wie Du ihr nahe sein und sie beschützen bzw. beaufsichtigen kannst. Nur darfst Du es natürlich nicht „beaufsichtigen" nennen. Dies könnte zu Komplikationen führen. Radfahren, Wandern, Spazierengehen, Tanzen, Kegeln – sucht Euch gemeinsam etwas Passendes aus. Aber bitte – lasst die Extremsportarten

für diese Monate beiseite. Auch, wenn Ihr sonst auf diesen Pfaden unterwegs seid.

Noch einmal zum Verständnis: Sportliche Betätigung stärkt nicht nur die Mutter, sondern auch ihr Immunsystem und ihre körperliche Verfassung. Das Kind profitiert von diesen Maßnahmen. Denn bereits im Mutterleib werden verschiedene neuronale Verknüpfungen angelegt. Unter anderem das Wissen darüber, dass regelmäßige Bewegung einen positiven Effekt auf den Organismus hat. Die Schaukelbewegung beim Gehen beispielsweise sorgt für ein „kuscheliges Wohlgefühl“. Die Kinder, die dieses Gefühl bereits im Mutterleib immer und immer wieder erfahren durften, werden sich auch später beim Wiegen in den Armen der Eltern geborgen fühlen, sodass sie sich dort schnell beruhigen und entspannen. Entspannte Babys sind gute Babys. Daher prägt Euch ein „Wer rastet, der rostet!“ Die Geburt wird vermutlich um einiges leichter verlaufen, als würdet Ihr die ganze Zeit auf dem Sofa sitzen und den Zeitpunkt der Geburt geduldig abwarten.

In Urlaub fahren

Keine Frage: Schwangere dürfen in den Urlaub fahren! Allerdings sollte bei der Wahl des Urlaubsortes der Zeitpunkt der Geburt beachtet werden. Auch der Gesundheitszustand Deiner Frau ist beachtenswert. Natürlich willst Du nicht zum allerersten Mal mit ihr in die Berge zum Wandern oder Steilwandklettern. Das habt Ihr sicherlich schon zuvor einmal gemacht. Denn jetzt ist Deine Frau die absolute Hauptperson. Solange, bis sie vom Baby abgelöst wird. Wie wäre es also mit einem entspannten Urlaub an der Nordsee mit langen

Wanderungen im Watt und am Deich? Etwas Neues entdecken kann in diesem Lebensabschnitt sehr angenehm sein, wo doch alles gerade irgendwie neu ist.

Nein, Schwangerschaft bedeutet nicht, dass Ihr den langweiligsten Urlaub Eures Lebens verbringen sollt. Schließlich bedeutet schwanger sein nicht, dass man in Watte gepackt auf dem Sofa sitzt und wartet, bis das Kind endlich seinen Weg nach Draußen findet. Jede Aktion darf nur nicht ausarten. Die Fähigkeiten, die vor dem Feststellen der Schwangerschaft vorhanden waren und ausgelebt wurden, können selbstverständlich weiterhin wahrgenommen werden. Insbesondere Spazierengehen/ Wandern, Radfahren, Schwimmen, Gymnastik und Yoga sind als Sportarten empfehlenswert. Diese können natürlich auch im Urlaub wahrgenommen bzw. integriert werden. Alle Extremsportarten sind tabu. Solltest Du also etwa zum Free-Climbing fahren wollen, kann Deine bessere Hälfte natürlich gerne mitkommen. Allerdings dürfte sie Dir nur zuschauen. Für sie selber wäre diese Sportart jetzt undenkbar bzw. unverantwortlich.
Da fragt man sich natürlich auch, welche Anreiseoptionen Ihr habt? Denn nicht jede Schwangere sollte ein Flugzeug betreten. Ab einer bestimmten Schwangerschaftswoche sollte auf das Fliegen auch bei einem vollkommen unauffälligen Verlauf verzichtet werden. Schließlich wirken sich die Druckverhältnisse an Bord auch auf das Kind aus. Solltet Ihr tatsächlich fliegen wollen, ist ein Besuch beim Gynäkologen vor Abflug unumgänglich. Nicht, dass es medizinische Gründe gibt, die zu dem geplanten Zeitpunkt gegen einen Flug sprechen würden. Dies gilt übrigens für die gesamte Schwangerschaft – einfach um auf Nummer sicher zu gehen. Ganz egal, was Deine liebe Frau dazu sagt, okay?

Während der ersten beiden Trimester ist über eine längere Anfahrt mit dem Auto noch nachzudenken. Im letzten Drittel jedoch, wenn das Kind schon schwer auf die Eingeweide drückt, kann es belastend sein, wenn man alle naselang auf einen Rastplatz fahren muss, da die angehende Mutti wieder einmal das Baby auf der Blase verspürt. Trotzdem sollten Treffen mit Freunden und Verwandten nicht verschoben werden. Es versteht sich von selbst, dass im letzten Trimester eine Krankenhaustasche nicht nur gepackt zu Hause steht, sondern vielleicht eine Zweite im Auto ist, damit man zu jeder Tages- und Nachtzeit blind losfahren kann. Das Beste aber an einem Freundes- oder Verwandtenbesuch ist die Ablenkung. So denkt Deine Frau nicht dauernd darüber nach, ob es nicht heute noch losgehen könnte.

Ach, und noch etwas: Solltet Ihr einige Impfungen über Euch ergehen lassen müssen, um ein Reiseziel zu erreichen, solltet Ihr Euch intensive Gedanken machen und unbedingt Rücksprache mit dem Arzt halten. Denn nicht alle Impfungen können bzw. sollten während der Schwangerschaft durchgeführt werden. Diese Ziele sollten im Zweifelsfall also einfach gestrichen werden. Aber aufgeschoben ist ja nicht aufgehoben.

Gemeinsam die Ernährung umstellen - welche Nahrungsmittel/Vitamine werden empfohlen

Die Schwangerschaft ist ein guter Zeitpunkt, gemeinsam eine Ernährung zu finden. Denn eines sollte Euch beiden bewusst sein: Gesunde Ernährung beschränkt sich nicht nur auf die Schwangerschaft. Sie sollte auch nach der Entbindung weitergeführt werden. Stellen wir also eine Liste zusammen, die speziell in der Schwangerschaft, aber auch danach noch Bestand hat.

- **Vollkornbrot**
- **Vollkornnudeln**
- **Vollkornreis**

- **Gemüse:** In der Schwangerschaft sollten stark blähende Gemüsesorten ebenso gemieden werden wie in der folgenden Stillzeit. Hierzu gehören die Hülsenfrüchte und Kohlsorten. Sollten sie dennoch verzehrt werden, ist die Verwendung von Kümmel angeraten.

- **Obst**: Achtung – stark zuckerhaltige Früchte sollten in der Schwangerschaft nicht so oft auf dem Speiseplan stehen, da sie den Blutzuckerspiegel zu stark in die Höhe treiben.

- **Fleisch**: Es sollte nur in geringen Mengen verzehrt werden. Zudem sollte auf magere Fleischsorten, wie Hähnchen oder Pute, zurückgegriffen werden. Fettes Fleisch stellt bitte die Ausnahme dar.

- **Fisch**: Meerestiere dürfen auch gerne fettreich sein. Sie stellen eine gute Alternative zum Fleisch dar.

- **Milchprodukte**: Ja, Milch und Milchprodukte schmecken mit einem hohen Fettanteil besser. Doch solltest Du darauf achten, dass Deine Frau nicht zu viele Milchprodukte zu sich nimmt.

- **Fette** mit einem hohen Anteil von gesättigten Fettsäuren sind zu meiden. Fette, mit ungesättigten Fettsäuren hingegen sollten sogar unbedingt auf dem Speiseplan stehen.

Lebensmittel, die gemieden werden sollten

Doch gibt es auch Lebensmittel, die unbedingt gemieden werden sollten. Sie können zu schwerwiegenden Problemen führen. (Dies ist jedoch ein Worst-Case-Szenario).

- **Süßigkeiten***:* Nein, sie sind nicht vollkommen verboten. Aber genießen solltest Du sie nur in Maßen.

- **Fast** *Food*: Selbige Begründung wie bei den Süßigkeiten

- **Rohfleischprodukte***:* Rohes Fleisch kann Träger des Toxoplamosebakteriums sein. Das Kind kann dadurch gefährdet sein. Für die Mutter selber ist das Toxoplasmosebakterium ungefährlich. Dennoch solltet Ihr kein Risiko eingehen und daher Rohwurst sowie andere Produkte aus rohem Fleisch, wie beispielsweise Zwiebelmett oder Tatar meiden.
- **Rohmilchprodukte***:* In diesen Produkten können sich Listerien befinden. Die Krankheit, die durch diese Bakterien ausgelöst werden kann, ist für den Erwachsenen eigentlich ungefährlich. Leider kann sie für das Ungeborene eine Gefahr darstellen. Rohmilch sollte also auf jeden Fall abgekocht werden. Weich- und Rohmilchkäse ist zu meiden. Sicherheitshalber sollte vom Käse grundsätzlich die Rinde abgeschnitten werden.

- **Leber***:* Sie ist ein Träger von Vitamin A. Grundsätzlich ist Vitamin A wichtig für das Zell- und Gewebewachstum des Babys. Insbesondere die Lungenentwicklung benötigt Vitamin A. Doch kann zu viel Vitamin A sich auch negativ auf die Entwicklung des Kindes auswirken. Und genau aus diesem Grund besteht ein absolutes Verbot für den Verzehr von Leber im ersten Drittel. Schließlich gibt es noch andere Vitamin A Träger wie etwa grün blättriges Gemüse, Eigelb, Möhren und Milchprodukte. Auf sie sollte ausgewichen werden. Nach dem ersten Drittel könnt Ihr gerne wieder Leber auf den Tisch bringen. Doch sollte Deine Frau selbst dann nicht mehr als 125 Gramm pro Woche zu sich nehmen. Sicher ist sicher!

- **Mohn**: Es ist noch nicht lange her, dass der Mohn, der bei uns erhältlich war, nicht sonderlich gut gereinigt war. Daher war immer wieder eine morphinähnliche Wirkung nach dem Mohnverzehr festzustellen. Heute sind die Reinigungsverfahren für Mohnsaat wesentlich effektiver, sodass kaum noch eine Gefahr besteht. Zudem senkt das Backen den Morphingehalt um ein weiteres. Daher kann Mohngebäck, dass professionell in der Bäckerei hergestellt wurde, problemlos, natürlich in angemessenen Mengen, verzehrt werden. Das morgendliche Mohnbrötchen darf also weiterhin auf dem Frühstückstisch erscheinen.

- **Lakritz***:* Auch sie ist nicht vollständig verboten. Doch sollte diese Menge wirklich besser nur klein sein. Denn Lakritz wird aus Süßholz hergestellt. In Süßholz ist Glycyrrhizin enthalten. Dies jedoch kann zu Bluthochdruck führen. Sollte Deine Frau nicht auf

Lakritze verzichten können, so sollte sie von normaler Lakritze nicht mehr als 100 Gramm zu sich nehmen. Starklakritze hingegen enthält mehr Süßholz, also auch mehr Glycyrrhizin. Daher kann von ihr maximal 50 Gramm verzehrt werden.

- **Kaffee, Tee, Cola**: Wir alle wissen, was koffeinhaltige Getränke mit uns anstellen können. Genau diese Wirkung wird auch die Schwangere bemerken, leider aber auch das Baby. Ein zu hoher Koffeinverzehr kann zu einem geringen Geburtsgewicht führen. Doch Achtung: Es ist die tägliche Gesamtmenge Koffein, die zählt.

Ernährungsumstellung ja – aber auch zur veganen Ernährung? Wenn einige Punkte Beachtung finden, ist dies kein Problem. Nur muss zwingend darauf geachtet werden, dass die Nahrungsergänzungsmittel, die grundsätzlich in der veganen Ernährung notwendig sind, explizit eingehalten werden, um keine Mangelerscheinungen aufkommen zu lassen.

Vitamine und Ernährungsergänzung

Wer sich ausgewogen ernährt, benötigt auch in der Schwangerschaft keine Vitamintabletten oder andere Nahrungsergänzungsmittel. Sollte es aus den verschiedensten Gründen allerdings tatsächlich dazu kommen, ist dies zum Wohle des Babys mit dem Arzt abzusprechen. Eine Eigenmedikation der gängigen Mittel ist nicht empfehlenswert. Da alles Hand und Fuß haben soll, ist ein Gespräch mit dem Arzt oder der Hebamme sinnvoll. Da in der Schwangerschaft auch Nahrungsergänzungsmittel anders auf den Organismus wirken können als im Normalzustand, solltet Ihr Euch rückversichern, dass Mutter und Kind tatsächlich mit den richtigen Präparaten unterstützt werden. Folgende Vitamine werden ganz besonders benötigt:

- **Folsäure**: Die meisten Schwangeren erhalten ein derartiges Präparat. Der Grund liegt ganz einfach darin, dass der gestiegene Bedarf an Folsäure sich nur schwer über die Nahrung bewältigen lässt. Da es aber für die Zellteilung und -neubildung zuständig ist, sollte Deine Frau auf den ärztlichen Rat hören und sie einnehmen. Grüne Salate, Spinat und Vollkornprodukte sollten ganz oben auf Eurer Lebensmittelliste stehen.
- **Jod**: Nichts ist wichtiger in einer Schwangerschaft als dieses Spurenelement. Denn es ist unter anderem wichtig für die physische und psychische Entwicklung des Babys. Bis zu 150 mg pro Tag werden benötigt, um die optimale Versorgung zu garantieren. Zu den jodhaltigen Nahrungsmitteln gehören unter anderem Milchprodukte, Meeresfische sowie Jodsalz.
- **Eisen**: Viele Schwangere leiden an Eisenmangel. Dieser zeigt sich unter anderem in einer lähmenden Müdigkeit und extremer Blässe. Da die Blutwerte für gewöhnlich bei jedem Kontrolltermin beim Frauenarzt oder der Hebamme überprüft werden, sollte ein zu niedriger Wert frühzeitig erkannt werden. Bei einem geringen Mangel kann mit Kräuterpräparaten Abhilfe geschaffen werden. Handelt es sich um einen massiven Eisenmangel, so ist es ratsam, die vom Arzt verschriebenen Tabletten auch tatsächlich zu nehmen.

Geburtsvorbereitungskurse

Viele Väter versuchen, sich vor dem Geburtsvorbereitungskurs zu drücken. Sie fühlen sich zwischen den ganzen schwangeren Frauen irgendwie unwohl. Doch solltest Du dieses Unwohlgefühl einfach ignorieren. Denn es ist vollkommen überflüssig. Die Frauen besuchen alle diesen Kurs, egal ob mit oder ohne Partner, damit sie körperlich wie auch seelisch bestens für die Geburt vorbereitet sind. Keine Frau, die noch nicht das Wunder der Geburt erleben durfte, weiß um die Strapazen der Geburt. Selbst Hebammen, die noch nicht Mutter geworden sind, können sich in verschiedene Szenarien nur schwer hineinversetzen.

Wie also kannst Du helfen? Nun, wenn Du im Geburtsvorbereitungskurs gut aufpasst hast, kannst Du Dich während der Geburt besser auf Deine Frau einstellen. Durch aufmerksames Beobachten kannst Du ihr in diesen anstrengenden Stunden optimal beiseite stehen und ihr jeden Wunsch von den Augen ablesen. Du weißt, wann sie ihre Atmung kontrollieren und wann sie pressen sollte. Du lässt Dir die Hand zerdrücken, wenn es sein muss. Und Dank der Vorbereitung im Kurs kannst Du ihr auch in der Zwischenzeit mit kleinen Massagen, Spaziergängen auf dem Krankenhausflur oder dem Bringen von kleinen Snacks und Getränken helfen. Zuspruch und Deine Nähe sind unbezahlbar und kostenlos. Du kannst Ihr genau davon also sowohl in der Schwangerschaft, im Geburtsvorbereitungskurs und letztlich während der Geburt mehr als genug geben. Auch wenn sie es nicht ausdrücken kann, wird sie diese selbstverständliche Unterstützung dankend annehmen. Auf ihre Art und Weise!

Noch eine weitere positive Sache wirst Du im Geburtsvorbereitungskurs finden – andere Väter, die genauso vor dem Wunder der Schwangerschaft und der Geburt stehen. Es tut bestimmt gut, sich mit Gleichgesinnten auszutauschen und anzufreunden. Nicht nur die Mütter und später die Kinder brauchen Leidensgenossen und Freunde. Auch die Väter! Also, gehe mit Deiner Frau gemeinsam zu diesem Kurs. Die Hebammen freuen sich über Väter, die voll und ganz hinter Frau und Kind stehen. Und es lohnt sich, diese wunderbaren Frauen kennenzulernen, die sich der Schwangerschaft und der Geburt verschrieben haben. Denn zumindest in der Zeit der Nachsorge wirst Du ihr täglich begegnen, nicht wahr? Und wenn Dir dieser Kurs gefällt, wirst Du vielleicht auch an dem Kurs teilnehmen, der Euch Vätern zeigt, wie man mit dem Neugeborenen umgeht. Nutze die Gelegenheit, solange Du sie hast. Ist das Kind erst einmal auf der Welt, wirst Du ins kalte Wasser geworfen. Wofür entscheidest Du Dich?

Mögliche Komplikationen während der Schwangerschaft

Ja, es gibt viele Komplikationen, die sich während einer Schwangerschaft einstellen können. Doch wollen wir hier einmal davon ausgehen, dass die Schwangerschaft reibungslos verläuft, wie bei den meisten Frauen. Wenn Du Deiner Aufgabe, Deine Frau regelmäßig zu den Vorsorgeuntersuchungen zu bringen nachkommst, wird dort gut für sie gesorgt. Käme es tatsächlich zu Komplikationen, werden sie aufgrund der Termindichte rechtzeitig entdeckt und behandelt. Vertraue dem Frauenarzt und der Hebamme.

Survival-Kit für Männer

Survival-Kit hört sich erst mal dramatischer an, als es eigentlich ist. Kannst Du Dich daran erinnern, dass die gesamte Schwangerschaft ein Hoch und Tief der Hormone darstellt? Du weißt also nie, ob sich nicht in der nächsten Sekunde ein Tiefdruckgebiet über Dir zusammenbraut. Die Hochphasen sind einfach zu überstehen. Denn geht es Deiner Frau gut, wird sie fröhlich, optimistisch und einfach hinreißend durch die Welt gehen. Sie wird sich guten Mutes allen Herausforderungen des Alltages und der Schwangerschaft stellen. Aber sei vorsichtig, wenn sich ein missmutiger Sturm zusammenbraut. Dann gibt es nur zwei Optionen: Lauf so schnell, Du kannst! Oder lenke sie mit dem eigens für diesen Zweck zusammengestelltem Survival-Kit ab, so gut es nur geht.

Was gehört denn in ein Survival-Kit für Schwangere?

Genau genommen kannst nur Du diese Frage beantworten, was für Deine Frau dort hineingehört. Vielleicht kann es auch noch ihre beste Freundin. Zumindest aber kann diese Dir vermutlich bei der Zusammenstellung helfen. Denn alles weißt auch Du nicht von Deiner Frau!

Eine ungefähre Zusammenstellung kann allerdings zumindest einen Wegweiser liefern, was wichtig wäre:

- Eine extra große Packung Tempotaschentücher, extra soft! Da Schwangere oftmals auf Gerüche reagieren, sollten sie geruchsneutral sein.
- Eine große Packung ihrer Lieblings-Nascherei, da es natürlich sein kann, dass der Vorrat schnell aufgebraucht ist.

- Hast Du schon jemals daran gedacht, Dir einen iPod zuzulegen? Allerdings wird darauf nicht Deine Lieblingsmusik zu hören sein, sondern die Deiner Frau! Es muss ja nicht unbedingt ein iPod sein, aber ein günstiger MP3-Player tut es auch. Sollte sie verschiedene Musik-Stile für unterschiedliche Anlässe bevorzugen, benötigst Du für jeden Anlass einen mit einer entsprechenden Playlist! Meditations- und Einschlafmusik, Rock für die kleinen Wutanfälle, Deutsch-Pop für die Herz-Schmerz-Momente und so weiter. Und falls Du lieber über Spotify Deine Musik hörst, richte Ihr einen Account ein, falls nicht schon vorhanden und erstelle die Playlist dort. Du wirst das schon richtigmachen!
- Falls die Übelkeit einsetzt, solltest Du immer eine Spucktüte oder ähnliches parat haben. Denn meistens kommt nur die Aussage: „Oh nein, ich muss…", dann solltest Du auf jeden Fall reagieren und im Survival Kit nicht lange kruschteln müssen.
- Für das heimische Survival-Kit sollte immer ein Vorrat ihrer Lieblingsspeisen im Haus sein. Vorausgesetzt natürlich, dass diese für Schwangere kein Problem darstellt. Auch hier gilt, besser einen großen Vorrat zu haben, als tatsächlich einmal am Wochenende oder des Nachts auf dem Trockenen zu sitzen.
- Gibt es ein Lieblingsstofftier, ein Tuch, eine Jacke, die niemals fehlen darf? Sieh' zu, dass es nicht verloren geht.

Du siehst, das Survival-Kit kann nur individuell zusammengestellt werden. Aber das kriegst Du schon hin!

Der Shoppingtrip

Zum ersten Mal ist es wahr liebe Männer. Eure Frau hat nichts zum Anziehen – mit jeder Woche wächst der Bauch und die Kleidung fängt an zu spannen. Die Ausrede „ich habe nichts zum Anziehen“ ist zum ersten Mal zutreffend. Ein Moment, dem Du als Mann vermutlich nicht viel abgewinnen kannst. Schließlich wirst Du diesen Satz schon X-Mal gehört haben. Doch diesmal ist es ernst. Denn diesmal liegt es nicht daran, dass sie sich einfach nicht entscheiden kann. Es sind die körperlichen Veränderungen, die sie geradezu zum Shoppen zwingen. Nur wenige Frauen kommen vollkommen ohne Umstandsmode aus. Auch kennst Du natürlich die entsprechenden Läden in der Stadt, damit Ihr beiden Euch einen gemütlichen Shopping-Nachmittag machen könnt. Und solltest Du unsicher sein, wo der Stil Deiner Frau als Umstandsmode erhältlich ist, ruf' doch einfach mal, natürlich im Geheimen, ihre beste Freundin oder ihre Mutter an.

Solltet Ihr online bestellen, bist Du das Publikum, wenn sie ihre private Modeschau abhält. Sei gnädig, denn nicht immer ist es einfach, in der fortgeschrittenen Schwangerschaft noch elegant und sexy auszusehen. Doch nicht jede Frau gibt sich damit zufrieden, mit der normalen Umstandsjeans und einer flotten, weiten Bluse aus dem Haus zu gehen.

Nur um es bereits im Vorweg klarzustellen: Ihr solltet Euch ein Limit setzen, wenn Umstandskleidung gekauft wird. Nicht, dass Deiner liebsten die neuen Kleider missgönnt werden. Aber Ihr solltet Euch im Klaren darüber sein, dass sich diese Kleidung bereits kurz nach der Entbindung ausgetragen hat. Denn dann wird sie wieder rank und schlank sein, wie vor der Geburt und ihre „alten“ Sachen tragen können.

Eines ist jedoch gewiss: Egal, welchem Kleidungsstil man sich zugehörig fühlt, es gibt für jeden Umstandsmode. Folgende Grundausstattungen sollten aber vorhanden sein:

Umstandsjeans oder ein anderer Hosenstil, Bauchbänder / Bellybelt, einige Umstandshirts (der Jahreszeit entsprechend mit langen oder kurzen Ärmeln), eine Umstandsjacke (Shirtstoff oder Strick), Umstandskleid, Umstandsmode für das Büro, Umstandsblusen, ein oder mehrere Umstands-Wellnesshose, ein Umstandsschlafanzug sowie natürlich viele Accessoires, die sowohl mit der Umstandskleidung, aber auch späteren Outfits zu kombinieren sind.

Sollte Deine Frau es doch vorziehen, in einheimischen Läden zu shoppen, sei der Gentleman, der Du immer schon gewesen bist. Trage alle Einkäufe mit stoischer Gelassenheit, denn Du weißt doch: Sie darf nicht schwer tragen. Und wie schwer Einkäufe sind, weißt Du doch wesentlich besser als sie. Lass' ihr einfach ihren Spaß und ertrage den Shopping-Nachtmittag mit einem Lächeln auf dem Gesicht.

Der Nestbautrieb

Ja, der Zeitpunkt wird in jeder Schwangerschaft kommen, wenn der Nestbautrieb einsetzt. Bei der einen Frau ist er ausgeprägter als bei der anderen. Aber nun kommt die gute Nachricht: Bist Du ein Heimwerker, so kannst Du Dich an diesem neuen Projekt während der nächsten neun Monate so richtig austoben. Denn genau genommen kannst Du ja die gesamte Einrichtung für das Kinderzimmer in dieser Zeit selber bauen.

Das Wichtigste beim Nestbau ist die Frage nach der Farbe. Möchtet Ihr das Zimmer zunächst traditionell rosa für ein Mädchen oder hellblau für einen Jungen anstreichen? Dann sollte beim nächsten Ultraschalltermin nach dem Geschlecht Ausschau gehalten werden. Doch was, wenn das Kind es nicht zeigen möchte? Bei meinem ersten Kind haben wir bis zur Geburt nicht gewusst, welches Geschlecht es hatte. Es wollte einfach nicht erkannt werden. Somit hätten wir bezüglich der Farbe wirklich voll danebengreifen können. Nun, wir haben uns für fröhliche, aber geschlechtsunspezifische Farben entschieden. Aber diesbezüglich müsst Ihr beiden Euch einigen. Im Zweifelsfall bekommt die Schwangere ihren Willen.

Hinsichtlich der Ausstattung kann man sich ebenfalls einigermaßen zurücklehnen. Denn am Anfang benötigt man nur das Bett, den Wickeltisch und die Babyschale fürs Auto. Alles andere kann nach und nach angeschafft werden. Doch eines sollte auf jeden Fall vorhanden sein: ein großer, bequemer Sessel zum Stillen. So, dass Mutter und Kind bequem darin Platz finden. Natürlich kann auch ein kleines Sofa genutzt werden. Der Sessel ist aber wesentlich stylischer.

Vielleicht könnte auch noch ein Sideboard ins Zimmer gestellt werden. Natürlich werden alle Dinge, die für das Kind benötigt werden, Kleidung, Windeln etc., im Stauraum des

Wickeltisches untergebracht. Aber es gibt auch für den Anfang schon einiges an Spielzeug und Büchern, das verstaut werden möchte.

Achte bitte unbedingt darauf, dass es sich bei den Möbeln um natürliche Materialien handelt. Dies gilt auch für die Farbe. Denn die regulären Farben dünsten mit der Zeit eventuell Giftstoffe aus. Indem ökologische Farben und natürliche Hölzer eingesetzt werden, kann dies vollständig vermieden werden. Natürlich gilt dies auch für die Farbe der Wände und die Teppichmaterialien. Sicherlich sind diese nicht in der gewünschten Preisklasse in jedem Baumarkt erhältlich. Das Schöne an einer Schwangerschaft ist doch aber die Tatsache, dass man mindestens 6 Monate Zeit hat, um das Kinderzimmer zu gestalten.

Ein Mandala, das das Kind über dem Bett, aber auch über dem Wickeltisch bewundern kann, ist leicht nach eigenen Vorstellungen selbst hergestellt. Gerade Frauen können sich in dieser Arbeit verwirklichen.

Für den Wickeltisch ist übrigens eine Wärmelampe von Vorteil. Da der Raum ja relativ kühl gehalten wird, damit das Kind auf keinen Fall überhitzt wird, kann dies bei vielen Kindern ein Unbehagen hinsichtlich des Wickelns und des Umziehens bewirken. Die Wärmelampe wirkt punktuell, sodass nur der Wickeltisch erwärmt wird. Auch wenn man sie nicht oft nutzt, sollte sie einfach vorsichtshalber vorhanden sein.

Der Nestbautrieb Deiner Frau kann sich übrigens im schlimmsten Fall auf das ganze Haus ausweiten. Ob Du dem eine Grenze aufzeigen willst und dies überhaupt möchtest, musst Du selbst entscheiden. Manchmal ist es auch einfach die finanzielle Grenze, die ganz natürlich Einhalt gebietet. Am wichtigsten ist doch schließlich auch, dass das Kinderzimmer zum Geburtstermin fertiggestellt ist.

Schwangerschaftsdemenz – Wenn ihr Gedächtnis zu einem Sieb mutiert

Es ist schon lange bekannt, dass Schwangere in dieser Zeit Schwierigkeiten mit dem Gedächtnis haben. Es ist egal, ob das Kurzzeitgedächtnis, das Langzeitgedächtnis oder die Konzentrationsfähigkeit angesprochen wird. Sie sind löchrig wie ein Schweizer Käse. Natürlich ist es nicht bei jeder Frau extrem ausgeprägt. Einige laufen sogar zur Hochform auf, als müssten sie beweisen, dass es auch eine andere Seite der Medaille gibt. Doch für gewöhnlich haben wir es eher mit der Schweizer Version zu tun. Doch haben Wissenschaftler herausgefunden, dass Schwangere, die ein Mädchen auf die Welt bringen werden, eine ausgeprägtere Schwangerschaftsdemenz zeigen werden als die, die mit einem Jungen schwanger werden. Da Du ja nach dem Lesen dieses Buches weißt, was auf Dich zu kommt, ist es ratsam, sich einen großen Vorrat Post-its zu besorgen. Zudem können an verschiedenen Stellen des Hauses kleine Tafeln angebracht werden, auf denen Geistesblitzes oder Gedanken und alltägliche Einfälle sofort notiert werden können. So kann nichts vergessen werden. Auch wenn es ihr nicht gefallen wird, kannst Du Deine Frau vielleicht dazu bringen, stets ein Notizbuch und einen Stift bei sich zu tragen, um in der Lage zu sein, Wichtiges sofort aufzuschreiben. Zudem hilft eine gute Ernährung, viel Schlaf und der gute Vorsatz, dass man nicht zu viel auf der täglichen To-do-Liste stehen hat. Keine einzige Aufgabe kann so wichtig sein, dass man sich deshalb an den Rand der nervlichen Belastbarkeit begibt.

Sex während der Schwangerschaft

Diese Frage wird oft gestellt: Ist Sex in der Schwangerschaft erlaubt? Und die Antwort muss natürlich lauten – Ja, selbstverständlich! Natürlich ist das Ausleben des Liebeslebens mit dem Verlauf der Schwangerschaft verbunden. Ist alles in Ordnung, Mutter und Kind gesund und die Entwicklung entsprechend der SSW, kann eigentlich alles bleiben wie bisher. Denn wie üblich gilt beim Sex, erlaubt ist, was gefällt. Jedoch sollte man auf extreme Praktiken verzichten. Mit fortschreitender Schwangerschaft werden natürlich einige Dinge nicht mehr möglich sein. Aber Ihr werdet schon selber merken, was möglich ist und noch Spaß macht und was nicht.

Und nein: Das Kind ist bestens in der Gebärmutter geschützt. Es kann gar nichts passieren. Viele Männer plagt der Gedanke, dass das Baby durch den Sex „ein falsches Bild vom Vater" bekommen könnte. Doch reagiert es lediglich auf den Gemütszustand der Mutter. Geht es der Mutter gut, geht es auch dem Kind gut. Ist der Sex also eine schöne Erfahrung für die Mutter, eine Bestätigung, dass sie auch in der Schwangerschaft noch begehrenswert ist und als Frau gewürdigt wird, fühlt sich auch das Kind in diesen Momenten pudelwohl. Vom eigentlichen Geschehen bekommt es selbstverständlich überhaupt nichts mit.

Dennoch wird sich der Sex in der Schwangerschaft vermutlich ein wenig verändern. Schließlich verändern sich die Psyche und physische Gestalt Deiner Frau auch unter dem Hormoneinfluss. Sei ihr also nicht böse, wenn sie das eine oder andere Mal vielleicht nur kuscheln möchte oder ganz ablehnt. Mal kann sie von Übelkeit geplagt sein, mal tun die Brüste weh. Es gibt in der Schwangerschaft viele Gründe, die zu Sex führen können oder ihn aber auch verhindern. Hab' Nachsicht und freue Dich auf die Zeit, in der Euch keinerlei Probleme oder Hindernisse wie der Bauch mehr im Wege stehen und das Liebesleben sich wieder normalisiert hat.

Unsere Hebamme sagte stets: „Es gibt ein Leben nach der Geburt!". Und sie hatte recht. Also versuche bitte, Dich in Deine Frau hineinzuversetzen. Viele Dinge gehen ihr vermutlich den ganzen Tag durch den Kopf: All die Fragen über die Schwangerschaft und die bevorstehende Geburt, verschiedene Ängste, die immer wieder auftauchen und natürlich die Frage, was nach der Geburt alles geschehen wird. Auch wenn für Dich vieles vielleicht irrational klingen mag, versuche verständnisvoll zu sein. Sicherlich sind Konflikte dazu da, um ausgetragen zu werden. Doch nicht alle Konflikte müssen, sofort und bis zur endgültigen Klärung durchlaufen werden. Vieles wird sich mit der Zeit legen. Und ganz ehrlich: Sex ist nicht alles auf der Welt. Man kann tatsächlich ohne überleben. Konzentriere Dich auf das Hier und Jetzt und die Notwendigkeit, Deine Frau so zu unterstützen, wie sie es gerade benötigt!

Sollte es zu **Komplikationen** in der Schwangerschaft kommen, müsst Ihr die Situation mit dem Gynäkologen besprechen. Er wird nach seinen Untersuchungen genau wissen, ob Sex eine Gefahr für Mutter und Kind darstellt oder nicht. Kuscheln ist jedoch immer erlaubt!

Checklisten – was Du von Bodys über den Kinderwagen bis hin zur Wickelkommode alles besorgen musst

Gegen Ende des ersten Trimester, also bis zur zwölften Schwangerschaftswoche könnt ihr euch langsam Gedanken über die Erstlingsausstattung machen. Eine frühzeitige Beschaffung der wichtigsten Dinge sollte nicht auf den letzten Drücker beschafft werden, um eine unnötige Hektik am Ende der Schwangerschaft zu vermeiden. Im Folgenden findest du eine Checkliste, die in Bereiche eingeteilt ist und das Wichtigste zusammenfasst. Besorgt, wenn möglich, alles vor der Geburt, um stressige Situationen zu vermeiden.

Erstausstattung

Wie die Überschrift bereits erahnen lässt, wird im Folgenden auflistungsartig eine Empfehlung abgegeben, welche sich bereits vor der Geburt in Eurem besitzt befinden sollte.

Über die erste Garderobe für das Baby, alles Notwendige für eine sichere Fahrt im Auto und im Kinderwagen bis hin zu einer friedlichen und sicheren Nacht, wird nun geklärt.

Die erste Garderobe – Kleidung kaufen

alle Dinge bitte jeweils in den Größen 50/56 und 62/68 besorgen

- ☐ 8 Bodys kurz- und langärmlich in 2 Größen (achtet hier darauf, Bodys zu kaufen, die an der Seite mit Druckknöpfen zu öffnen sind. Dadurch muss der Kopf nicht durch den Bund gesteckt werden).
- ☐ 8 T-Shirts
- ☐ 4-6 Strampler
- ☐ 4 Jäckchen
- ☐ 1-2 Jogginganzüge
- ☐ Fäustlinge
- ☐ 2-3 Lätzchen (lieber etwas zu groß als zu klein)
- ☐ Badetücher, für nach dem Baden
- ☐ 3-4 Erstlingssocken
- ☐ 5 Mullwindeln
- ☐ Falls dein Baby im Winter geboren wird: ein Overall
- ☐ 3-4 Wollsocken
- ☐ Wintermütze
- ☐ Handschuhe
- ☐ für Sommerkinder: Sonnenhut
- ☐ 4 Kurze Höschen
- ☐ 2-3 Kurzarmpullis

Gute Fahrt

- ☐ Kinderwagen (achte auf ein abnehmbares Oberteil, welches als Tragewanne dient. Darüber hinaus sollte er zusammengeklappt ins Auto/ Treppenhaus passen.

- ☐ Babyschale fürs Auto (eignen sich bis zu einem Gewicht von 10 kg oder ca. 9 Monaten). Über Modell und Funktionalität lässt Du Dich besser in einem Fachgeschäft Deiner Wahl informieren und beraten.

Schlaf gut

- ☐ Kinderbettchen
- ☐ Stubenwagen (Ausführung mit Rollen kann sehr praktisch sein)
- ☐ Matratze
- ☐ Matratzenlaken
- ☐ Baby-Bettdecke
- ☐ Flachkissen
- ☐ Inkontinent-Matte für Eltern- und Kinderbett (falls die Windel zu voll wird)
- ☐ Wärmekissen (Kirschkernkissen)
- ☐ Schlafsack (sieht aus wie ein Hosenträgeranzug), nur mit geschlossenem Fußraum ⇒ ersetzt die Babydecke in den ersten Wochen)
- ☐ Babyphone
- ☐ Überwachungskamerasystem (in Kombination mit Babyphone möglich)

Wohnung kindersicher machen

- ☐ Stromkabel von PC, Fernseher oder Stereoanlage sichern
- ☐ Regale an die Wand schrauben
- ☐ Kindersicherung in Schubladen einbauen
- ☐ Steckdosensicherungen besorgen
- ☐ Bei OG Wohnungen, Balkon absichern.
- ☐ Treppenschutz installieren (verhindert hoch und herunterklettern auf Treppen)
- ☐ Glasflaschen hoch lagern
- ☐ Tischdecken am Tisch sichern (nicht, dass der volle Tisch abgeräumt wird)

Alles fürs Bad – Körperpflege und Hygieneartikel

- ☐ Wickelkommode mit Wickelauflage
- ☐ Baby Badewanne
- ☐ Badethermometer
- ☐ Babynagelschere
- ☐ Babyöl
- ☐ Wundschutzcreme
- ☐ Haarbürste
- ☐ Windeleimer
- ☐ Wattepads
- ☐ Anti-Rutsch-Streifen für Badewanne oder Dusche
- ☐ Optional: Heizstrahler
- ☐ Windeln (Größe 1)
- ☐ Fieberthermometer

Soziale Einrichtungen und Zwischenmenschliches

Wartezeiten von Kitas und Grippen sind teilweise über ein Jahr angesetzt. Macht Euch deshalb frühzeitig Gedanken, wie lange Du oder Deine Frau daheimbleiben möchtet, um Euch um das Baby daheim zu kümmern. Es erscheint vielleicht im ersten Augenblick tatsächlich etwas früh, aber Ihr könnt euch dennoch umschauen und euch informieren, ab wann Ihr euch um einen Grippen-Platz bemühen müsst. Die Fristen schwanken je nach Bundesland und Region.

Tipp:

Das Baby braucht einen Namen:
Du hast bestimmt schon Vorstellungen wie Dein Sohn, oder Deine Tochter mal heißen soll. Jedoch ist es in den seltensten Fällen auch die Vorstellung Deiner Frau.
Du und deine Frau macht am besten eine Liste mit jeweils 5-6 Namen und diskutiert diese gemeinsam durch.
Es kann nun ein wenig dauern, bis ein Konsens geschlossen wird, aber Euer Kind wird bestimmt einen wunderschönen Namen von Euch erhalten.

Die Geburt – es wird ernst

Oh mein Gott, sind es tatsächlich die ersten Wehen oder handelt es sich wieder nur um Senkwehen, die das Kind in die richtige Geburtslage bringen sollen? Nein, Du kannst es nicht feststellen. Du kannst es nicht wissen, sondern nur erahnen, indem Du Deine Frau während der gesamten Schwangerschaft aufmerksam beobachtet und studiert hast. Nein, das hat nichts mit Kontrollwahn zu tun. Du möchtest nur zur rechten Zeit am rechten Ort sein und genau das Richtige tun. Doch bevor Du Deine Frau in den Geburtsprozess begleitest, solltest Du noch einiges über die Geburt an sich wissen. Denn eines ist sicher: Keine Geburt ist wie die andere! Und doch ist jede Einzelne etwas Wunderbares, etwas Einmaliges, das Du auf gar keinen Fall verpassen solltest! Und noch ein kleiner Geheimtipp: Beobachte ein wenig die Reaktionen von Hebamme und Frauenarzt. So kannst Du Deine nächste Aktion besser koordinieren. Was sich jetzt merkwürdig anhört, könnte wichtig sein. So ist es mir passiert, dass mein Kind bereits so tief im Geburtskanal steckte, dass sich das gesamte Fruchtwasser hinter ihm gestaut hatte. Die versierte Hebamme und auch die Frauenärztin hatten dies bemerkt. Da sie wussten, dass das Kind mit der nächsten Presswehe vollständig herauskommen würde, entfernten sie sich vom Geburtsbett. Intuitiv tat ich dies auch. Nur die Hebammenpraktikantin sprang vor, um meine Tochter aufzufangen – und bekam die volle Dusche Fruchtwasser ab. Solche Szenarien können vermieden werden, wenn Du Deine Umgebung während der Endphase der Geburt aufmerksam im Auge behältst.

Apropos dabei sein – nicht jeder Mann ist einer Geburt gewachsen. Dies ist natürlich nicht wirklich erfreulich, aber bevor Du es bist, der während des Geburtsverlaufes für Komplikationen sorgt, solltest Du besser jemand anderes ins Rennen schicken. Die beste Freundin, ihre Mutter oder die Schwiegermutter, eine Schwester! Irgendjemand wird sich schon finden, um die Geburt mit ihr zusammen zu durchleben. Sprecht offen darüber. Sie wird Dich schon nicht fressen. Kümmerst Du Dich aber um den Ersatz, bist Du wieder ihr Held. Und mehr möchtest Du auch nicht sein, oder?

Falls Ihr noch anderen Nachwuchs habt, um den Ihr Euch kümmern müsst, klärt rechtzeitig ab, wer im Notfall vorbeikommen kann, um auf die Geschwisterkinder aufzupassen. Falls Ihr keine „Notfallperson" auftreiben könnt, klärt wie im Abschnitt zuvor erwähnt, wer anstatt Dir mit Deiner Frau die Geburt erlebt und durchsteht.

Die Babytasche ist wahrscheinlich schon gepackt. Aber hier nochmals kurz aufgelistet, was alles mit in die Klinik muss, bevor es endlich losgeht:

- ☐ Bequeme Sachen für Dich und Deine Frau
- ☐ Hausschuhe
- ☐ Bademantel
- ☐ Badehose für Dich (falls Wassergeburt)
- ☐ Kamera (halte alles fest, was geht)
- ☐ Babydecke
- ☐ Body/ Jacke/ Hose/ Pulli, je nach Jahreszeit (Größe 50/56)
- ☐ Mütze für Dein Baby
- ☐ Babyschale, für den Rücktransport nach Hause
- ☐ Ausweise von Dir und Deiner Frau

Natürliche Geburt, geplanter Kaiserschnitt, PDA

Wie habt Ihr Euch die Geburt denn vorgestellt? Ich meine, natürlich stellt sich jedes Paar vor, dass die Wehen einsetzen, man noch ausreichend Zeit hat, in die Klinik zu fahren und dann alles ratzfatz und relativ schmerzfrei über die Bühne geht. Dies ist natürlich nicht jeder Frau vergönnt. Und genau deshalb solltest Du Deine Frau begleiten, wenn sie sich in den verschiedenen Krankenhäusern die Geburtsabteilungen anschaut. Diese Führungen finden in regelmäßigen Abständen statt. Wie soll man sonst feststellen, ob einem sowohl die Räumlichkeiten als auch das Angebot auf dieser Geburtsstation gefällt. Wenn die Hebamme in den Vorbereitungskursen die verschiedenen Optionen bei der Geburt noch nicht erwähnt hat, kann man hier die nötigen Informationen erhalten.

Die natürliche Geburt

Sie ist genau das, was sich eigentlich jede Frau wünscht und trotzdem einen Heiden Respekt davor hat. Wir alle kennen die Geschichten über die Schmerzen, die eine Frau bei der Geburt auszuhalten hat. Die natürliche Geburt verzichtet so gut es geht auf medikamentöse Hilfsmittel. Alleine mit der Kraft der Wehen und vielleicht einigen natürlichen Hilfsmitteln der Hebammen wird das Kind auf die Welt gebracht. Hierbei können die Akupunktur, die Homöopathie, die Aromatherapie, Kräuterkunde und verschiedene manuelle Techniken zur Anwendung kommen. Es empfiehlt sich, im Vorgespräch mit der Geburtsstation die Präferenzen für die natürliche Geburt aufzugeben. Zu welcher dieser Methoden Deine Frau tendiert, kann im Laufe der Hebammenbetreuung herausgefunden werden. Der Vorteil der natürlichen Geburt ist die bewusste Erfahrung dieses Prozesses. Richtig –

sie ist die schmerzvollste Methode, weil ja versucht wird, so wenig Medikamente wie möglich einzusetzen. Das Tollste daran ist jedoch, dass in der Sekunde, in der das Baby vollständig aus dem Mutterleib gepresst wird, der Schmerz schlagartig vorbei ist. Wer es nicht erlebt hat, kann es sich weder vorstellen noch glauben. Doch auch Du als Vater wirst diese wunderbare Erkenntnis erlangen.

Hat Deine Frau Dir unter der Geburt vielleicht noch die Pest an den Hals gewünscht oder sich zwischen Weinen und Brüllen abgewechselt, so ist sie in der Sekunde der Geburt schlagartig sanft, schmerzfrei und so voller Liebe für Euer Kind, dass es Dir das Herz erfüllen wird. Diese Erfahrung kann nur bei der natürlichen Geburt so intensiv erlebt werden. Deine Aufgabe während der Geburt ist der gute Zuspruch, das Trostspenden und das Unterstützen und einfach Da-Sein. Und wenn sie Dir die Hand zerquetscht? Sei tapfer! Dein Schmerz wird genauso schnell vergehen wie ihrer.

Die PDA

PDA steht für Periduralanästhesie. Die Betäubungsspritze wird in die Wirbelsäule gesetzt, sodass die gesamte Unterleibsregion betäubt wird. Der Schmerz verschwindet also weitestgehend. Die Kontrolle über den Geburtsvorgang jedoch behält die Frau. Die PDA kann sowohl bei einem Kaiserschnitt als auch einer Spontangeburt eingesetzt werden. Im letzteren Fall nimmt sie der Mutter sowohl die Schmerzen als auch die Angst vor dem weiteren Verlauf der Geburt. Leider ist die PDA nicht ganz ohne Nebenwirkungen und Risiken. Denn sie wird mittels eines dünnen Katheters direkt in den Wirbelkanal der Wirbelsäule gespritzt. Der Katheter verbleibt, damit gegebenenfalls Schmerzmittel nachgegeben werden kann. Vielfach wird mittlerweile eine patientenkontrollierte Schmerztherapie eingesetzt. Die Gebärende erhält

eine per Knopfdruck Schmerzmittel abgebende Pumpe, welche an den Katheter angeschlossen ist. Durch eine Sicherung, ist eine Überdosierung ausgeschlossen. So kann die Patientin selbst bestimmen, wann mehr Schmerzmittel notwendig ist. Trotz der Schmerzen ist eine gewisse Disziplin notwendig. Für diese kannst Du als Partner sorgen. Doch gibt es bei der PDA natürlich auch Nachteile.
Denn es dauert gut 20 Minuten, bis die Wirkung eintritt. Es stellt sich nun natürlich die Frage, wer eine PDA erhält. Wer um eine PDA bittet und noch ausreichend Zeit zu haben scheint, wird sie auch erhalten. Einige medizinische Indikationen jedoch verbieten eine PDA, etwa eine schlechte Blutgerinnung oder eine Infektion. Auch verschiedene Vorerkrankungen der Mutter, wie Herzerkrankungen oder Epilepsie, verbieten eine PDA. Dies wird aufgrund der Vorgeschichte aber auch gleich bei der Aufnahme geklärt, meist bereits im Vorgespräch. Gerne wird die PDA eingesetzt, wenn die Geburt trotz einer langen Dauer ins Stocken gerät.

Wie auch bei der natürlichen Geburt ist es Dein Job, Deiner Frau mit liebevoller Unterstützung beiseitezustehen. Du kannst ihr weder mit noch ohne PDA die Schmerzen und die Kraftanstrengung abnehmen. Doch wird sie sich auch später an jede Sekunde erinnern, in der Du ihr mit Deiner Kraft, Deinem Zuspruch und Deiner Liebe beiseite gestanden hast.

Der geplante Kaiserschnitt

Immer mehr Frauen versuchen, die Geburt in ihre langfristigen Pläne einzubauen. Eine spontane Geburt, vielleicht ein oder zwei Wochen nach dem Stichtag, wäre für sie unvorstellbar. Aus diesem Grunde melden sie sich rechtzeitig für einen geplanten Kaiserschnitt in der Geburtsklinik an. Allerdings ist dies nur möglich, wenn alles reibungslos verläuft. Das bedeutet, dass sich das Kind „planmäßig" entwickelt. Doch auch bei Mehrlingsgeburten oder Kinder mit einer falschen Lage kann zu dieser Option führen. Kam es zuvor zu einer Operation an der Gebärmutter, die mit Narbenbildung oder Verklebungen einherging, ist ebenfalls ein Kaiserschnitt zu planen. In den meisten Fällen wird ein Termin vor den Stichtag gelegt. So soll ein Einsetzen der Wehen verhindert werden. Der Nachteil eines Kaiserschnitts ist, dass die Heilung eine Weile dauert und das Kind in der Zwischenzeit nicht alleine betreut werden sollte.

Wer einen geplanten Kaiserschnitt möchte, sollte sich eingehend informieren. Auch wenn diese Option einfach erscheint, will sie gut überlegt sein. Sprecht vorher ausgiebig darüber, denn Du wirst in dieser Heilungsphase ihr Sklave sein. Denn sie darf nicht schwer heben, muss sich von der ohnehin schweren Geburt und natürlich von den letzten Tagen der Schwangerschaft erholen und soll zudem auch noch mit dem Kind sofort klarkommen. Du bist also ihr Fels in der Brandung. Kannst Du Dich dieser Mehrfachbelastung stellen? Wenn ja, steht dem geplanten Kaiserschnitt nichts mehr im Wege.

Die unverblümte Wahrheit über die Geburt

Die Geburt ist eines der schönsten, und auch gemeinsten Erlebnisse Deines Lebens.
Ich könnte Dir jetzt viel über die Geburt und den eventuellen Ablauf erzählen. **Aber Tatsache ist, jede Geburt läuft anders ab**. Du kannst Deine Frau mit Zuhören, Massagen, Spaziergängen durch die Flure und Streicheleinheiten unterstützen. Aber letztlich kommst Du Dir als Mann hilflos, machtlos und unnötig vor.

Dennoch braucht Dich Deine Frau nun mehr als je zuvor. Je mehr Rückhalt und Empathie sie verspürt, desto leichter kann sie die Strapazen der Geburt überstehen. Denn eines ist sicher: Sobald sie das Kind im Arm hält, sind alle Anstrengungen vergessen.

Also sei einfach für sie da und gib Ihr die Hilfe, die sie von Dir braucht, aber nicht in Worte fassen kann.

Babyglück

Euer Sohn/ Eure Tochter ist geboren! Herzlichen Glückwunsch!
Nun folgen viele erste Male, die Ihr mit Eurem Nachwuchs erleben dürft. Der erste Windelwechsel, das erste Mal das Baby baden, das erste strahlende Anlachen und das erste „Dada“ oder „Mama“! Fotografiere, führe ein Tagebuch und speichere so viel Du nur kannst im Herzen und im Gedächtnis ab, damit Du es jederzeit wieder abrufen kannst. Denn so kannst Du es später nicht nur mit Deiner Frau teilen, sondern auch mit Deinem größer werdenden Kind. Glaube mir, die Kinder lieben diese Geschichten. Und Deine Enkelkinder natürlich auch!

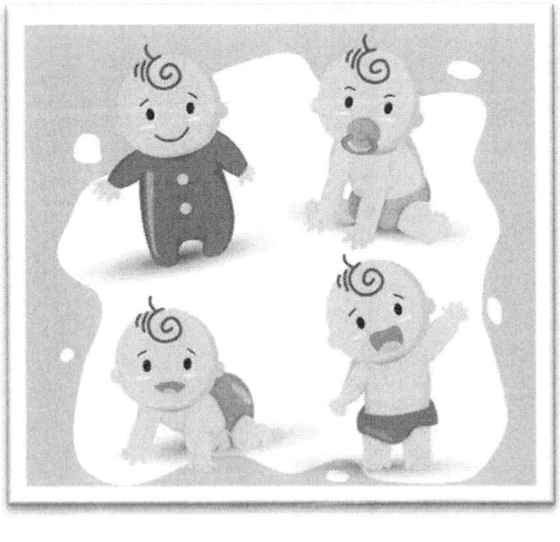

Die ersten Stunden und die erste Nacht mit Eurem Baby

Es ist vollbracht: Das Kind ist auf der Welt, wurde vom Kinderarzt untersucht, von der Hebamme gewaschen und in seinen ersten Strampler gesteckt und Du wartest mit Deiner Frau darauf, dass es Euch wiedergebracht wird. Genießt die kurze Erholungsphase, die Ihr bis zum Eintreffen Eures frisch gewaschenen Sprösslings habt. Egal, wie Deine Frau sich während der Geburt und ganz gleich danach verhalten hat, wird sie auf jeden Fall hören wollen, dass sie ihre Sache gut gemacht hat. Bedenke, dieser Augenblick ist vermutlich sehr kurz. Aber in Kürze übernimmt das Baby das Kommando.

Und schon ist er vorbei! Wer darf der Hebamme das Kind abnehmen? Richtig, das Kind wurde der Mutter auf den Bauch gelegt. Vielleicht hat sie das Baby auch schon an der Brust angelegt. Also ist es jetzt Dein Part, Kontakt zum Sprössling aufzunehmen. Wie man es richtig hält, hast Du ja bereits im Geburtsvorbereitungskurs gelernt. Was möchtest Du machen? Es einfach nur halten – dann mach's! Möchtest Du mit ihm sprechen? Sprich mit Deinem Kind. Es wird Deine Stimme als eine der Ersten abspeichern, die sich von nun an regelmäßig ansprechen. Und natürlich kennt es Deine Stimme auch schon von der Schwangerschaft, nicht wahr? Selbstverständlich kannst Du auch singen oder summen. Oder schau' es einfach an.

Wenn Du mit Deiner Frau in einem Krankenhaus bist, habt Ihr hoffentlich ein sogenanntes Familienzimmer „gebucht“. Dann kannst Du nämlich die erste Nacht zusammen mit Deiner Frau und Deinem Kind verbringen. Ein Vergnügen, das sonst nur den Frauen vorbehalten war. Es ist noch nicht lange her, dass vier und mehr Frauen sich nach der Geburt ein Zimmer geteilt haben und die Kinder in das von Krankenschwestern betreute Kinderzimmer bracht wurden. Wie gut, dass diese Zeiten vorbei sind. Denn im Familienzimmer kannst Du Deinen beiden Liebsten in der ersten Nacht bzw. am ersten Tag nach der Geburt vollkommen zur Seite stehen. Deine Frau braucht Schlaf? Kein Problem – Du bist ja da, um auf das Kind zu achten. Oder möchte sich Deine Frau nach den Strapazen erst einmal in aller Ruhe duschen? Natürlich hast Du ein Auge auf das Baby oder wiegst es sanft in Deinen Armen. Kommt ausgerechnet in dieser Zeit der Kinderarzt für eine Untersuchung, gehst halt Du mit. Deine Frau wird es Dir danken, dass Du ihr ein wenig Freiraum verschaffst. Selbst, wenn es nur einige wenige Minuten sind. Zeige ihr, dass Du ihr tatsächlich jeden Wunsch von den Augen ablesen kannst. Natürlich hast Du das gesamte „Notfallset" sowie ihre Lieblingssachen dabei. Betüddel sie ein bisschen, denn eine Geburt kann einem ganz schön die Kräfte rauben.

Hab' keine Angst, dass diese erste Nacht mit viel Unruhe oder Schreien einhergeht. Nicht nur für Deine Frau auch für das Kind ist die Geburt eine anstrengende Geschichte. Es wird viel Schlafbedarf haben, um sich erholen zu können. Und Du weißt ja – Babys schlafen zu Beginn noch sehr viel. Genieße also diese ersten Stunden und Tage mit den beiden wichtigsten Menschen auf der Welt. Der Alltag kann warten.

Die erste Autofahrt

Wie lange Ihr im Krankenhaus bleiben werdet, hängt nicht ausschließlich von Euren Wünschen ab. Natürlich kann eine ambulante Geburt es mit sich bringen, dass Ihr bereits einige Stunden nach der Geburt gemeinsam losfahren könnt. Für gewöhnlich sind aber drei Tage Aufenthalt im Krankenhaus einzuplanen. In dieser Zeit können Mutter und Kind noch mehrmals untersucht werden, um sicherzustellen, dass es ihnen bestens geht. Zudem kann in dieser Zeit auch die Stillberaterin bereits überprüfen, ob das mit dem Stillen auch so klappt, wie man es sich wünscht, wenn der Milcheinschuss schon erfolgt ist.

Für die erste Autofahrt wirst Du sicherlich schon Vorbereitungen getroffen haben. Nein, natürlich sind keine Wimpel oder Fensterfolien mit Willkommensgruß oder ähnlichem gemeint. Auch das Babybier für die Freunde und Verwandten zu Hause steht auf einem ganz anderen Blatt. Natürlich sind die Sicherheitsvorkehrungen für das Baby im Auto gemeint. Denn der reguläre Maxi-Cosi, also die Baby-Schale, in der das Kind sicher transportiert werden kann, ist für viele Neugeborene noch zu groß. Es bedarf eines Schalenverkleinerers. Und Du weißt auch, wie man ihn korrekt befestigt, richtig? Wenn nicht, lass es Dir vor der Geburt schnell noch einmal von einem erfahrenen Vater zeigen. Es kann auf keinen Fall schaden, wenn man einen Freund hat, der durch diese Erfahrungen bereits gegangen ist und einem mit Rat und Tat zur Seite stehen kann. Denn im wahren Leben ist es ja bekanntlich immer anders als im Buch.

Also – die erste Autofahrt: Du bist natürlich der Chauffeur und Mutter und Kind werden auf die Rückbank verbannt. Natürlich fährst Du vorsichtig. Werde aber bitte nicht unsicher auf der Straße. Das wäre eher kontraproduktiv! Sei einfach souverän.

Mutter und Kind sitzen auf der Rückbank, weil die rückwärts gerichtete Baby-Schale dort den sichersten Platz hat. Naja, und bei der ersten Autofahrt sollte einfach jemand bei dem Kind sitzen. Auch, wenn es tief und fest schläft. Meine Kinder haben ihre erste Autofahrt ja komplett verschlafen. Aber nicht alle Kinder reagieren auf den ersten Spaziergang außerhalb des Krankenhauses und die erste Autofahrt so entspannt. Sitzt jedoch die Mama daneben und kann es beruhigen, seid ihr schon so gut wie zu Hause. Sollte es tatsächlich anfangen zu schreien, versuche diese Geräuschquelle auszublenden. Die Mutter kümmert sich schon drum und Du achtest ausschließlich auf den Straßenverkehr.

Ach, noch eines: Natürlich wird mit Kind im Auto NIEMALS geraucht! Solltest Du ein Raucherauto besitzen, wäre es schön, wenn Du vor dieser ersten Fahrt für einen angenehmen Geruch sorgst. Denn auf Zigarettengeruch im Auto reagieren tatsächlich viele Kinder jeglichen Alters. Und frisch gebackene Mütter bilden da keine Ausnahme.

Endlich zu Hause – die ersten Wochen daheim

Wenn Du jetzt erwartest, dass Du eine Anleitung erhältst, wie die ersten Wochen am besten zu durchlaufen sind, muss ich Dich leider enttäuschen. Das Hauptthema der ersten Wochen ist nämlich das Bonding und Neustrukturierung des Alltages. Was ist darunter zu verstehen?

Bonding nennt man den Aufbau einer intensiven Bindung zwischen Mutter und Kind sowie Vater und Kind. Wie Du vielleicht schon bemerkt hast, haben die Neugeborenen es mit der verbalen Kommunikation nicht so. Daher ist es wichtig, das Kind verstehen zu lernen. Je mehr Zeit Ihr mit ihm in den ersten Wochen verbringen könnt, desto leichter wird es Euch fallen. Sicherlich – Babys schlafen sehr viel. Aber auch diese Zeit kann hervorragend genutzt werden. Deine Frau erholt sich von der Schwangerschaft und der Geburt. Du arbeitest all die Verwaltungsangelegenheiten ab, erledigst die Einkäufe und den Haushalt. Und natürlich informiert Ihr gemeinsam alle Freunde und Bekannte, gebt vielleicht eine Geburtsanzeige auf. Eine weitere wichtige Aufgabe, die in Deine Hände fällt, ist das Ehren Deiner Frau. Das mag sich jetzt altmodisch anhören, doch sollte es Dir tatsächlich eine Ehre sein, nicht nur der Erzeuger, sondern tatsächlich der Vater des Kindes sein zu dürfen. Denn in der heutigen Zeit ist es auch nichts Ungewöhnliches, ein Kind alleine großzuziehen. Nutze jede Gelegenheit, dass auch Du für Deine beiden Liebsten durch die Hölle gehen würdest. Große Taten werden natürlich nicht dafür nötig sein. Es reicht schon aus, wenn Du ihr jeden Wunsch von den Augen abliest, ihr die

Ruhe gibst, die sie benötigt und sie bei allem, was das Baby betrifft, voll und ganz unterstützt. Nun kannst Du zeigen, was Du in den Vorbereitungskursen und allen Erziehungsratgebern, die Du in den letzten Monaten gelesen hast, gelernt hast.

Naja, und für Euch Männer ist da ja noch die Sache mit dem Babybier! Vielleicht wird sie regional anders vollzogen. Aber sie ähnelt einem Junggesellenabschied, nur etwas gesitteter. Alle Freunde und Bekannte werden zu einem großen Umtrunk nach Hause eingeladen. Nein, Mutter und Kind sind nicht zwangsläufig dafür notwendig. Sie dürfen in der warmen Kuschelecke bleiben. Auf diese Weise kann auch das Umfeld das Kind willkommen heißen und Dich als frisch gebackenen Vater in die Runde aufnehmen. Vorsicht – der Alkoholpegel könnte stark ansteigen.

In den ersten Wochen werdet Ihr regelmäßig Besuch von der Hebamme bekommen. Sie kümmert sich um Mutter und Kind und steht auch Dir bei Fragen zur Seite. Das Kind wird gewogen, sein Bauchnabel untersucht, um dessen Heilung zu beurteilen. Auch wird der Bauch regelmäßig abgetastet, um eventuelle Blähungen aufzuspüren. Die Untersuchungen der Mutter beschränken sich ebenfalls auf den Heilungsprozess sowie die Stillfähigkeit. Wichtig ist das Abtasten des Bauches, um die Rückbildung der Gebärmutter zu überprüfen. Sollte es Schwierigkeiten mit dem Wochenfluss oder dem Stillen geben, weiß die versierte Hebamme Abhilfe zu schaffen. Geschwächten Müttern kann sie zudem mit Akupunktur, Homöopathie oder Kräuterkunde eine schnellere Regeneration verschaffen.

Das Wochenbett

Die Zeit direkt nach der Geburt wird Wochenbett genannt. Auch wenn diese Zeit ganz und gar für das Neugeborene reserviert sein sollte, laufen im Hintergrund verschiedene Dinge ab, die Du als Mann vielleicht überhaupt nicht registrierst. Und doch gehören sie zu den wichtigen Veränderungen, die Deine Frau nun durchmachen muss. Und dazu gehört nicht die Gewöhnung an das Kind.

Zum Wochenbett gehört leider auch der Wochenfluss. Er entsteht durch die Nachwehen, die die Loslösung der Plazenta mit sich bringen. Es wird noch auf dem Geburtsbett überprüft, ob sich die Plazenta vollständig gelöst hat. Sollte dies nicht der Fall sein, wird es manuell durchgeführt. In jedem Fall werden sich aufgrund der recht großen Wunde Nachblutungen einstellen. Diese können minimiert werden, wenn mindestens eine Woche vor dem Stichtag mit der Einnahme von den homöopathischen Mitteln Arnica D6 und Hypericum D6 begonnen wird. Eines wird morgens, das andere abends genommen, jeweils 3 Kügelchen. Während Arnica die Blutung geringer ausfallen lässt, senkt Hypericum die nervlichen Reize herab. Damit kann davon ausgegangen werden, dass der Wochenfluss in recht kurzer Zeit abklingt und auch nicht so extrem ausfällt, wie dies ohne Homöopathie geschehen wäre. Sollte es während des Wochenflusses zu Problemen kommen, ist die Hebamme der direkte Ansprechpartner. Es sollten ausschließlich Vlies- oder Flockenwindeln während dieser Zeit verwendet werden. Sorge für einen ausreichenden Vorrat. Und auch wenn diese Methode nicht die bevorzugte ist, solltest Du darauf achten, dass sie sich daran hält. Nur so kann diese Blutung problemlos abfließen, ohne zu Infektionen zu führen.

Sicherlich könntet Ihr auch in dieser Zeit bereits Sex haben. Aber dabei sollten Kondome verwendet werden, damit Infektionen verhindert werden. Aber ganz ehrlich: Wartet doch eine Weile, bis die Blutung aufgehört und die Gebärmutter sich vollständig zusammengezogen hat.

Der Baby-Blues - meine Frau verändert sich

Hast Du das Gefühl, dass Deine Frau sich seltsam verhält? Also, dass sie weder die Verhaltensweisen aus der Zeit vor der Schwangerschaft, noch die Verhaltensweisen einer Schwangeren an den Tag legt. Nun, es sind wieder die Hormone, die die Kontrolle über Deine Frau übernehmen. Nimm' es ihr also nicht übel, wenn das Zusammenleben nicht ganz so harmonisch vonstattengeht, wie Ihr es Euch eigentlich erträumt habt. Aber wer träumt schon von den Hormonen?

Tatsache ist aber leider, dass das Hochgefühl, das jede Frau während der Schwangerschaft verspürt, durch die Umstellung des Hormoncocktails relativ schnell verfliegt. Zeigt sich direkt nach der Geburt, ein fast schmerzfreier Enthusiasmus, so ist dieser dem Oxytocin zuzuschreiben. Einem Hormon, das bei der Geburt aktiviert wird und die Liebe zu dem Kind wie auch den Milchfluss mit sich bringt. Doch nicht immer kann sich diese Wirkung durchsetzen. Aber auch die Anspannung der letzten Wochen, Schlafmangel durch die fortgeschrittene Schwangerschaft, hohe Erwartungshaltung an sich und den Partner, Erschöpfung nach einer schweren Geburt sowie Angst vor der neuen Lebenssituation sind als Auslöser zu nennen.

Der Baby-Blues setzt zwischen dem dritten und zehnten Tag nach Geburt ein. Eigentlich ist es etwas ganz Normales, zumindest für 30 bis 50 % aller Erstgebärenden. Müdigkeit, abgrundtiefe Traurigkeit, Appetitstörungen, Unruhe, aber auch Schlaflosigkeit und Konzentrationsstörungen können in diesem Zeitraum auftreten.

Die Emotionen, Tränen, Anspannungen und Verspannungen müssen einfach raus. Deshalb nimmst Du Deine Frau einfach in den Arm, wenn es so weit ist. Sie braucht die Zeit und die Ruhe, um mit dem Gebilde „Schwangerschaft" abschließen zu können. Ja, es werden anstrengende Tage für Dich, wenn sie den Babyblues bekommt. Aber es gibt auch eine gute Nachricht - nicht alle Frau haben ihn! Drück' einfach die Daumen, dass Ihr beide drumherum kommt und einfach Euer Glück genießen könnt. Ohne Wenn und Aber!

Kindbettfieber/ Wochenbettfieber der Frau

In der Praxis kommt das Wochenbettfieber gar nicht so häufig vor. Trotzdem solltest Du schon einmal davon gehört haben, um die Symptome erkennen zu können.

Das Wochenbettfieber kann aufgrund von Problemen beim Ablauf des Wochenflusses auftreten. Ungewöhnlich ist der Wochenfluss dann, wenn:

- Mehr als eine Binde pro Stunde durchgeblutet wird.
- Das Blut wie Wasser aus dem Körper fließt.
- Nach drei bis vier Tagen die Stärke der Blutung wieder auf das Niveau direkt nach der Geburt ansteigt.
- Auffällig große Blutgerinnsel abgehen.
- Sich Fieber und / oder Schüttelfrost einstellen.

- Sich der Geruch des Wochenflusses negativ verändert.

Fragt bitte direkt bei der Hebamme nach oder macht einen dringenden Termin beim Frauenarzt aus. Diese Anzeichen müssen **sofort** in Augenschein genommen werden.

Die Wochenbettdepression

Wochenbettdepressionen entstehen insbesondere nach der Geburt des ersten Kindes. Sie können noch bis zu zwei Jahre nach der Geburt entstehen. Rund 20 % bis 30 % aller Mütter und **auch Väter** sind betroffen.

Die Wochenbettdepressionen müssen vom Baby Blues abgegrenzt werden. Der Babyblues stellt sich relativ schnell nach der Geburt ein, verschwindet aber auch relativ schnell wieder. Meist ist ein wenig Ruhe und liebevolle Unterstützung ausreichend, um ihn zu besiegen. Nicht so die Wochenbettdepressionen. Das Problem mit ihnen ist, dass sie sich langsam entwickeln. So können sie beispielsweise aus einem Baby-Blues heraus entstehen. Aber auch wenn dieser gar nicht vorhanden gewesen ist, können sich die Depressionen im Laufe der Zeit einstellen. Und doch ist der Unterschied nur schwer zu erkennen. Genau deshalb werden die Wochenbettdepressionen oftmals zu spät diagnostiziert. Beobachte Deine Frau, wenn Du Verstimmungen bei ihr feststellst, also ganz genau. Solltest Du den Verdacht auf Depressionen haben oder ein vollkommen irrationales Verhalten von ihr, insbesondere im Umgang mit dem Baby, registrieren, so informiere sofort die Hebamme! Sie kann hoffentlich noch helfen, dass die Verstimmungen nicht schlimmer werden.

Mögliche Symptome

- Reizbarkeit
- Desinteresse (an dem Baby, am Leben generell)
- Schwindel
- Versagensängste (nicht nur im Umgang mit dem Baby)
- Traurigkeit
- häufiges Weinen
- Kopfschmerzen
- Schuldgefühle
- eine innere Leere
- Hoffnungslosigkeit
- Herzbeschwerden
- Appetitlosigkeit und Essstörungen
- Müdigkeit
- Schlafstörungen
- sexuelle Unlust
- zwiespältige Gefühle gegenüber dem Kind, aber auch dem Partner gegenüber
- sogar Selbstmordgedanken sind möglich

Ursachen

- ungewollte Schwangerschaft
- Hormonelle Umstellung, die nach der Geburt aber normal ist.
- Psychische Vorerkrankung
- Erkrankung der Schilddrüse
- genetisch veranlagte Depressionsneigung
- langes, erfolgloses Warten auf eine erfolgreiche Schwangerschaft
- Schwangerschaftsdepressionen

- Komplikationen während der Schwangerschaft
- voran gegangene Fehlgeburt
- Verlust der Selbstbestimmung
- sehr hohe Erwartungen an sich selbst als Mutter
- Probleme in der Beziehung, eventuell auch durch die Schwangerschaft oder die Geburt entstandene
- fehlende Unterstützung des Vaters und / oder der Familie
- schlechte Beziehung zum Kindsvater bzw. Verlassen-Werden während der Schwangerschaft oder direkt nach der Geburt
- finanzielle Probleme

Auch diese Liste ist nicht vollständig und müsste individuell abgeändert werden.

Aufgrund der individuellen Schwere dieser Symptome und einer eventuellen Gefahr für das Kind sollte schnell gehandelt werden. Hier reichen die Kenntnisse vom Gynäkologen bzw. der Hebamme oftmals nicht mehr aus. Hier ist bei einer mäßigen Ausprägung oftmals bereits eine Selbsthilfegruppe empfehlenswert. Je intensiver sich die Wochenbettdepression jedoch zeigt, desto früher sollte ein Psychotherapeut eingeschaltet werden. Einer, der sich auf diese Problematik versteht. Es kann schon vorkommen, dass ein Gynäkologe auch die Ausbildung zum Psychotherapeuten absolviert hat, um seinen Patientinnen entsprechend zur Seite zu stehen.

Wie bereits gesagt, können sowohl Mutter als auch Vater davon betroffen sein. Es wäre natürlich fürchterlich, wenn beide Elternteile betroffen wären.

Nein, wenn Ihr beide gut auf Euch Acht gebt, sollte dieses Szenario nicht eintreten. Aber dies kann nicht vorhergesagt werden. Leider! Also gebt nicht nur auf das Kind Acht, sondern auch auf Euch beide!

Mein Kind schreit nur – was tun?

Ja, Babys schreien ab und an:

- Wenn sie Hunger/Durst haben,
- sich einsam fühlen,
- die Windel voll ist,
- sie müde oder krank sind.
- Oder sie ein Bäuerchen nach dem Essen machen müssen

Doch was, wenn sie ungewöhnlich viel schreien. Wenn man das Gefühl hat, dass das Baby einfach nur am Schreien ist oder es so erscheint? Nicht nur, dass sich ein Gefühl der Unzulänglichkeit einstellt. Auch kann ein stetes Babygeschrei extrem an den Nerven zerren. Es bleibt einem nichts Anderes übrig, als in den Stunden, in denen das Kind schläft, ebenfalls zu schlafen. Es wird sich beim Erwachen sicherlich wieder bemerkbar machen. Für die Mütter, die ja für gewöhnlich zunächst beim Kind bleiben, steht diese Option natürlich im Raum. Sie können sich dem Rhythmus des Kindes anpassen. Doch was soll der Vater machen, wenn das Kind auch abends und nachts schreit, sodass an eine reguläre Nachtruhe nicht zu denken ist.

Verschiedene Ursachen können ein stetes Geschrei auslösen.

So sind viele Kinder in den ersten drei Monaten sehr unruhig. Ihr Körper versucht sich nach der Schwangerschaft an das „reale" Leben zu gewöhnen und hat sichtlich damit zu kämpfen. Insbesondere der Magen-Darm-Trakt bedarf der Unterstützung. Es lohnt sich, das Kind viel in der Babytasche herumzutragen oder im Fliegergriff auf dem Arm zu haben. Durch diese Bewegungen wird der Darm optimal in Bewegung gehalten, wodurch die Blähungen besser abgehen sollten. Aus dem Bereich der Homöopathie können Symbioflor

1 und 2 sowie Mutaflor gute Dienste leisten. Sollten diese Probleme bei Eurem Kind auftreten, sucht Euren Kinderarzt auf, damit dieser die Therapiemöglichkeit bestätigen kann. Zudem solltet Ihr immer Anis-Kümmel-Fenchel-Tee im Hause haben. Dieser kann ungesüßt zusätzlich zur Muttermilch nach Absprache mit der Hebamme, oder dem Kinderarzt gegeben werden.

Zudem wäre es schön, wenn das Stillen selbst noch einmal kontrolliert wird. Trinkt das Baby vielleicht zu schnell? Dabei kann es zum Verschlucken von Luft und somit zu Blähungen kommen.
Klappt es mit dem Stillen nicht so wie es sein soll und Ihr stellt auf Ersatzmilch um? Auch dabei kann es durch die Nahrungsumstellung zur vermehrten Gasbildung kommen. Grundsätzlich sollte bei anhaltendem Schreien das Kind dem Kinderarzt vorgestellt werden. Ein Leistenbruch, eine Schiefstellung der Halswirbelsäule, eine Gelenkblockade oder eine Ohrenentzündung – eine genaue Diagnose kann zur Behebung der Ursache führen.

Doch es gibt auch extrem sensible Kinder, die mit der Geburt und allem, was ihnen danach widerfährt, einfach nur überfordert sind. In diesem Fall sollte es im Haus ruhig und liebevoll wohlig sein. Denn alle Reize werden förmlich aufgesogen, wie bei einem Schwamm. Doch kann das Baby diese nicht verarbeiten. Habt Ihr Euch gefreut, so schnell mit dem Kind wieder unter Leute zu kommen, sind diese Pläne ad acta zu legen. Stattdessen ist alles erlaubt, was ruhig und mit wenig Reizen verbunden ist. Dann gibt sich auch das Geschrei. Viel Körperkontakt, leise Gespräche mit dem Kind und selber viel Kraft, um die innere Ruhe aufrechterhalten zu können, sind jetzt gefragt. Denn je gelassener mit dieser Situation umgegangen wird, desto schneller kann das Baby sich auf die „Neue Welt“ einlassen, ohne extrem darauf zu reagieren.

Damit Eure Nerven dem standhalten können, kann ein großer Eis- oder Schokoladenvorrat eventuell hilfreich sein. Denn Gelassenheit ist nun das oberste Gebot. Auch kann es hilfreich sein, einen festen Tagesablauf für das Baby einzuführen. Um eine Krankheit auszuschließen, sollte der Kinderarzt oder die Hebamme befragt werden. Mitunter ist es ein warmes Bad, das für momentane Ruhe sorgen kann.

DAS WICHTIGSTE: Das Baby darf, was immer auch passiert, wie schlimm auch immer das Geschrei ist, **NIEMALS** geschüttelt werden. Es kann von Vorteil sein, wenn Du das Kind zunächst an einem sicheren Ort, etwa dem Babybett, ablegst und Dich selber beruhigst. Bist Du nun ruhig, kannst Du Dich wieder der Beruhigung des Kindes widmen. Wenn Ihr die Option habt, schickt ab und an die Tante, die Oma oder den Opa mit dem Kind im Kinderwagen nach draußen. Frische Luft tut dem Kind gut und während sie spazieren fahren, könnt Ihr Euch wenigstens für einen kurzen Augenblick erholen. Mit viel Glück wird das Kind schlafend wieder bei Euch abgeliefert. Dann lasst es schlafen, solange es ihm möglich ist. Denn auch für das Kind ist das Schreien kräftezehrend.

Darauf sollte im Umgang mit dem Baby geachtet werden

In den ersten Tagen ist es wichtig, dass Deine Frau und das Baby sich mit dem Stillen auseinandersetzen. Da es einige Tage dauern wird, bis die Milch endgültig einschießt, muss das Baby eventuell mit lauwarmem Tee hingehalten werden. Die Flüssigkeitsaufnahme ist wichtig, damit das Kindspech, also der erste Stuhlgang, abgehen kann. Viele Babys werden mit langen Fingernägeln geboren. Damit es sich nicht selber das Gesicht zerkratzt, sollte es Fausthandschuhe anbekommen – auch im Sommer. Es kann vorkommen, dass das Kind kurz nach der Geburt eine starke Schorfbildung durchläuft. Diese kann sehr stark sein, sodass Du oder Deine Frau versucht bist, ihn zu entfernen. Doch Vorsicht – meist sitzt er ziemlich fest, sodass ein Abkratzen zu blutigen Rissen in der Haut führen kann. Auch das Einreiben mit Öl hilft nicht wirklich. Also lasst es besser gleichbleiben! Am besten sucht hier die Hebamme oder den Kinderarzt auf.

Über das richtige Halten und Tragen werden wir noch sprechen. Selbiges gilt für die optimale Raumtemperatur.

Das Wickeln und Anziehen des Kindes habt Ihr ja hoffentlich im Vorbereitungskurs gelernt. Ja, mit dem lebenden Exemplar ist es ein wenig schwieriger, schließlich bewegt sich das Kind gerne und hoffentlich auch viel. Aber dafür benötigt es nur ein wenig Übung, damit es wie von allein funktioniert.

Bei Unsicherheit Nachsorge-Hebamme täglich kommen lassen

Wie Du vermutlich durch die Betreuung durch die Hebamme während der Schwangerschaft bereits weißt, haben Mutter und Kind sowie die dazugehörige Familie innerhalb der ersten zehn Tage nach der Geburt bzw. nach der Rückkehr aus dem Krankenhaus nach Hause das Recht, sich von einer Hebamme betreuen zu lassen. Die Krankenkasse übernimmt hierfür die Kosten. Sollten medizinische Indikationen dazu führen, dass eine Verlängerung dieser Betreuung notwendig ist, sollten ein Attest des Gynäkologen bzw. der Hebamme ausreichen, damit diese durchgeführt werden kann.

Auch wenn der Anspruch auf diese Betreuung besteht, kann Deine Frau selber entscheiden, ob sie in der Obhut der Hebamme bleiben möchte oder nicht. Die Hebamme schaut sowohl nach der Mutter als auch nach dem Kind.

Richtiges Tragen/ Halten / Hochheben des Babys

Das Hochheben und Halten Deines Babys ist das Wichtigste, was Du für den Anfang können musst. Wie willst Du es sonst auf den Arm nehmen? Zunächst die gute Nachricht: Du kannst Dein Baby nicht kaputt machen, solange Du achtsam bist. Denn eines solltest Du Dir immer vor Augen halten: Babys lieben Berührungen. Und sie sind nicht so zerbrechlich, wie sie wirken. Mit einer Ausnahme: Da der Kopf bei der Geburt im Vergleich zum restlichen Körper sehr groß ist, kann das Baby ihn noch nicht alleine aufrecht halten. Die Muskulatur hierfür wird sich aber innerhalb der nächsten Wochen von allein bilden.

Das Hochheben und Halten ist sehr wichtig für das Baby. Denn mit diesen eigentlich gewöhnlichen Bewegungen wird die motorische Entwicklung des Kindes in Gang gebracht. Dafür muss die Halteposition natürlich immer wieder verändert werden.

Das erste Hochheben ist eigentlich ganz einfach und automatisiert sich schnell. Greife mit beiden Händen vorsichtig unter die Arme Deines Babys. Mit jeweils einem Finger wird der Kopf abgestützt. Nun wird es leicht auf die Seite gerollt und aus dieser Position hochgehoben. Jetzt kannst Du Dir das Kind in den Arm legen. Es wird leicht an den Körper gedrückt. Auf diese Weise hältst Du das Kind nicht nur, sondern kannst es bequem wiegen und trotzdem eine Hand freihaben, etwa um einen Tee zu trinken oder etwas in den Schrank zu räumen. Du wirst sehen, wie schnell diese kleinen Handgriffe für Dich zur Routine werden. Nach einigen Tagen wirst Du sie schon wie im Schlaf anwenden.

Eine andere Option, das Kind bequem zu halten, ist das Anlehnen an Deine Schulter. Viele Babys lieben es, gerade nach dem Stillen an der Schulter von Mutter oder Vater zu ruhen. Auch diese Position ist für beide sehr bequem, egal ob Du sitzt, stehst oder gehst. Da die kleinen aber leider oftmals ein wenig vor sich hin sabbern, ist es von Vorteil, sich ein Moltontuch über die Schulter zu legen. Durchgesabberte T-Shirts sind weder für Deine Frau attraktiv noch tragen sie sich gut. Kauf' am besten gleich ein, wenn nicht gar zwei 10ner-Packs davon. Es ist besser, Du hast einige zu viel als zu wenig im Hause.

Hast Du schon einmal von der Fliegerposition gehört? Du wirst sie genauso lieben wie Dein Kind. Das Kind wird auf Deinen Unterarm gelegt, sodass sich sein Kopf auf Deinem Handballen bzw. Deiner Hand befindet. Diese Position ist sehr angenehm. Gerne wird sie eingesetzt, wenn das Kind Blähungen hat. Der leichte Druck auf den Bauch massiert die gesamte Bauchregion, was die Blähungen entweder auflöst oder sie in Richtung Enddarm schiebt, wo sie endlich entweichen können. Doch auch sonst erweist sie sich für alle Beteiligten als angenehm und praktisch.

Tragehilfen

Nicht immer möchte man den Kinderwagen mitnehmen, wenn man unterwegs ist. Allerdings sollte man sich bei den Neugeborenen darüber im Klaren sein, dass es drei Alternativen gibt, um das Baby korrekt zu tragen: das Tragetuch, den Tragesitz (beispielsweise den Baby Björn) und den Tragesack.

- **Das Tragetuch** wird von vielen Müttern heiß und innig geliebt. Es ist eine circa 5 Meter lange Stoffbahn, die in den unterschiedlichsten Farbschattierungen und Mustern erhältlich ist. Das Tragetuch wird in einer besonderen Technik gebunden, die Du normalerweise bei der Hebamme lernen kannst. Bereits die Neugeborenen können im Tragetuch vollkommen sicher getragen werden.

- **Der Tragesitz** ist die Alternative. Verschiedene Hersteller bieten ihre Modelle an, die zum Teil auf dem Rücken, zum Teil auf dem Bauch des Tragenden befestigt werden. Grundsätzlich kann das Kind entweder auf die Brust des Trägers oder in Richtung des Weges schauen. Auch hier ist es wichtig, den Kopf des Neugeborenen optimal zu stützen. Um einen Tragesitz für Neugeborene nutzen zu können, sollte ein neueres Modell ausgewählt werden.

- **Der Tragesack**: Ja, er sieht tatsächlich sackähnlich und damit ein wenig unschön aus. Aber es geht ja nicht um Schönheit. In dem sogenannten „Snugli“

sitzt das Kind im Innensack in einer Spreiz-Anhock-Haltung. Selbstverständlich ist garantiert, dass bei den Neugeborenen das Köpfchen gestützt wird. Während der Wochenbettbetreuung sollte die Hebamme den korrekten Sitz von Tragesack und Baby überprüfen. Sicher ist sicher!

Hinsichtlich der Tragehilfe solltest Du darauf achten, dass sie möglichst aus natürlichen Materialien ist. Denn Babys lieben es, überall dran zu nuckeln. Das ist ein Reflex, den sie nicht wirklich ausschalten können. Beim Kauf ist daher auf das Siegel „Ökotex 100“ oder „Naturtextil“ zu achten. Im Zweifelsfall kann ein entsprechendes Tuch über den Rand der Tragehilfe gelegt werden. Natürlich eines aus Ökobaumwolle.

Die optimale Raumtemperatur für das Baby

Die Raumtemperatur ist bei uns Erwachsenen immer eine Frage der inneren Einstellung. Deshalb ist es für uns auch recht schwierig, uns in ein Neugeborenes hineinzuversetzen. Natürlich möchte niemand, dass dem Kind zu warm oder zu kalt ist. Daher ist es eine Frage der Beobachtung, bei welcher Temperatur sich die Raumtemperatur für das Schlafen, aber auch für die Spielzeit einpendeln wird. Sowohl Deine Frau als auch Du selbst, Ihr müsst beide ein waches Auge auf die Reaktionen des Babys haben, damit Ihr die für Euch beste Raumtemperatur findet. Man darf natürlich nicht vergessen, dass auch bei den Kleinsten die Individualität den Ausschlag gibt.

Selbstverständlich gibt es aber Empfehlungen von den Fachleuten. So wird während der Schlafphasen eine Raumtemperatur von 16° bis 18° C empfohlen. Wird gespielt, darf die Temperatur gerne um 2° C auf 20° C ansteigen.

Auch die Luftfeuchtigkeit sollte überprüft werden. Zum einen hat sie Einfluss auf die Temperatur, zum anderen kann eine zu feuchte oder aber auch eine zu trockene Luft Auslöser für die eine oder andere Atemwegs- oder Hauterkrankung werden. Optimal wäre ein Feuchtigkeitsanteil von 50 bis 60 % in der Raumluft. Höhere Feuchtigkeit kann zu Schimmelbildung und der Vermehrung von Hausstaubmilben führen. Sie sollte aber dennoch nicht unter 50 % absinken. In diesem Fall kann mit Verdunstungsschalen, Luftbefeuchtern, oder auch, ganz simpel, mit feuchten Tüchern über der Stuhllehne oder der Heizung gearbeitet werden. Aber vorsichtig, bitte schön. Werden zu viele Tücher ausgelegt, kann es schnell zu feucht werden. Sicherlich können auch Zimmerpflanzen zur Befeuchtung der Luft dienen. Es sollten solche gewählt werden, die weder giftig noch stark duftend sind. Ist die optimale Luftfeuchtigkeit erreicht, senkt sich die Gefahr, dass sich das Baby erkältet, da die Schleimhäute der Atemwege feucht genug gehalten werden können, um Krankheitserreger und Staub abzuwehren.

Es versteht sich von selbst, dass auch in diesem Raum regelmäßig gelüftet werden muss. Dabei empfiehlt sich die Stoßlüftung. Mehrmals täglich für fünf bis zehn Minuten Lüften kann die Krankheitserreger um einiges dezimieren. Ein weiterer Vorteil des regelmäßigen Lüftens ist das Munter-Werden des Kindes. Muntere Kinder wollen sich bewegen. Das ist von Anfang an wichtig. Nicht nur, dass Kinder, die sich ausreichend bewegen, sich besser entwickeln und stärkere Abwehrkräfte aufweisen. Auch die Gehirnverbindungen entwickeln sich besser.

Trotz eines optimalen Raumklimas und der perfekten Raumtemperatur sollte man niemals in Versuchung geraten, das Baby zu warm anzuziehen. Aus diesem Grunde sollte das Neugeborene besser in einem Schlafsack oder einem Pucksack schlafen. In wirklich heißen Sommern kann es sogar passieren, dass die Windel als Schlafbekleidung vollkommen ausreicht. Die kühle Schlafausstattung dient unter anderem dazu, den plötzlichen Kindstod von sich zu weisen. Sicherlich ist er damit nicht zu 100 % eliminiert, aber eine Komponente ist zumindest bereits ausgeschaltet.

Um die Körpertemperatur des Kindes zu überprüfen, solltest Du ihm zwischen die Schulterblätter fassen. Nase, Finger, Füße und die Gesichtshaut sind leider keine große Hilfe. In den ersten Wochen sind sie noch relativ schlecht durchblutet und damit meistens kalt und vielleicht sogar ein wenig feucht. Ist das Kind zwischen den Schulterblättern warm, aber nicht verschwitzt, ist seine Temperatur zufriedenstellend.

Dass in Zimmern, in denen Kinder schlafen, nicht geraucht wird, versteht sich von selbst, nicht wahr? Allgemein sollten die Raucher ab sofort vielleicht besser auf die Terrasse oder anderweitig vor der Tür ihren Gelüsten nachkommen.

Schnuller – daran gewöhnen oder weglassen?

Ja, das allgemeine Bild eines Babys ist relativ trivial aufgestellt und würde dementsprechend bildlich in seiner Erscheinung ein Schnuller im Mund haben. Doch ist dieses Phänomen berechtigt? Brauchen Kinder wirklich den Zusatz im Mund, um nicht zu schreien, ruhig und zufrieden zu sein?

Der Schnuller in seiner heutigen Formgebung und Wirkung hat wie so Vor –aber auch Nachteile, die ein Für und Wider bekräftigen.

Schauen wir uns die einzelnen Aspekte genauer an. Anschließend ist es Deine Entscheidung, ob Du Deinem Kind den Schnuller gibst, oder darauf verzichtest.

Was spricht für einen Schnuller

- Babys haben das Bedürfnis zu saugen. Daher fördert und unterstützt Ihr diesen Trieb.
- Während dem Abstillen dient der Schnuller als Ersatz und kann das Abgewöhnen leichter machen – ist aber dennoch kein Patentrezept
- Schlucken und saugen müssen die Kleinen erst noch lernen. Der Schnuller ist hier ein guter Sparringspartner.
- Der plötzliche Kindstod kann durch das regelmäßige Schnullern vermieden werden.

Was spricht gegen einen Schnuller

- Meine beiden Kinder haben keinen Schnuller bekommen, da meine Mutter mir den lieb gemeinten Rat mitgab: „Ein Schnuller lässt eine Fehlbildung des Kiefers zu, was später zu einem Tragen von Zahnspangen führt." Dies habe ich recherchiert und tatsächlich: Bei Benutzung von Schnullern mit sichtbaren Zähnen im Kiefer, kann sich dieser fehlbilden, was später zu höheren Zahnarztkosten führt.

- Das Saugen an der Brust und das am Schnuller differiert und kann daher zu Irritationen führen
- Die Zunge/ Kiefer passt sich nur der Brust optimal an. An einen Schnuller muss sich der Kiefer immer anpassen. Auch extra kiefergerechte Schnuller erfüllen diesen Sachverhalt nicht.
- Das Abgewöhnen kann sich als sehr schwierig herausstellen. Dennoch sollte der Schnuller spätestens im 2. Lebensjahr abgewöhnt werden.

Fazit

Der Schnuller hat seine Vor-, aber auch Nachteile. Fakt ist, Babys brauchen nicht zwingend einen Schnuller.

Der Schnuller kann während dem Abstillen jedoch ein hilfreicher Begleiter sein, um Deinem Baby die Abgewöhnung zu erleichtern.

Das Haus kindersicher machen

Vielen Paaren ist es ein großes Bedürfnis, das Haus bereits vor der Geburt kindersicher gemacht zu haben. Allerdings kann an diesem Punkt beruhigt Entwarnung gegeben werden. Denn im ersten halben Jahr wird definitiv keine Vase umfallen und keine Steckdose erkundet werden. Aber natürlich ist es wichtig, viele Stolperfallen und gefährliche Dinge, die für uns Große selbstverständlich sind, in Sicherheit zu bringen bzw. für die Kleinen unerreichbar zu verstauen.

Am besten sollte mit dem Kinderzimmer begonnen werden. Denn hier wird das Kind seine ersten eigenen Fortbewegungsversuche machen. Und sobald es mobil ist, muss der

Rest der Wohnung gesichert werden. Was gehört also alles dazu?

- **Die Küchenschränke**: Egal, was sich darin befindet – es sollte gesichert werden. Denn Kinder, die gerade mobil werden, nutzen nicht nur alles, um sich daran hochzuziehen. Nein, sie schaffen es auch irgendwie, alles aus den Schränken und Schubladen herauszuholen und es genau oder auch weniger genau unter die Lupe zu nehmen. Insbesondere die Schubladen mit den scharfen Gegenständen sollten gesichert sein, damit sich niemand verletzt.

- **Steckdosen** sollten mit einer Kindersicherung abgedeckt werden. Diese gibt es in verschiedenen Ausführungen. Schaut einfach, welche Euch am besten zusagen. Für Erwachsene sind sie sehr einfach zu handhaben.

- **Pflanzen:** Natürlich möchte man auch mit Kindern nicht auf seine geliebten Zimmerpflanzen verzichten. Doch kann es von Vorteil sein, wenn man sie zumindest für den Beginn der mobilen Phase des Kindes an höhere Standorte verbannt. Wer ausreichend Raum sein Eigen nennen kann, hat auch die Möglichkeit, ein Blumenzimmer einzurichten. Dort können sie erst einmal ungestört weiterwachsen, ohne dem kindlichen Erkundungsdrang zum Opfer zu fallen. Auch besteht zumindest bei kleineren Blumentöpfen die Option, sie mit einer Blumenampel von der Decke herabhängen zu lassen. Stehen größere Pflanzen wie Palmen und Benjaminis im Raum, so ist es von Vorteil, die Erde mit einem Abdeckgitter abzudecken, damit die Erde im Topf verbleibt. Rollenuntersätze sind zurzeit tabu.

Ihr wünscht Euch noch mehr Sicherheit? Nun vielleicht sollte man sich und dem Kind einiges zutrauen. Man kann einfach nicht alles wegräumen oder aus dem Weg schaffen. Dies birgt allerdings die Chance, dass das Kind von klein auf lernt, Grenzen zu akzeptieren und auf seine Eltern zu hören.

Draußen Spielen – richtige Kleidung für draußen

Ob nun im Sommer oder im Winter: Du wirst mit Deinem Baby auch nach draußen gehen, um den eigenen Garten und andere Spielplätze unsicher zu machen.

Für die richtige Kleidung gibt es kein Geheimrezept. Im Sommer solltest Du auf jeden Fall darauf achten, dass es keinem direkten Sonnenlicht ausgesetzt ist. Meine kleinen springen im Hochsommer nur in der Windel rum. Dies genügt.

In den kälteren Monaten ab Oktober, November bis März-April ist jedoch ein wenig Vorsicht geboten. Ob Dein Baby friert, siehst Du meistens nicht an kalten Händen oder Füßen – die sind meistens kalt. Achte auf die Gesichts- und Körperfarbe. Wenn diese allmählich ins Blaue übergeht, ist dies ein Zeichen für Dich. Außerdem kannst Du immer mal wieder an Stirn und Nacken fühlen, ob es sich hier abkühlt. An windigen kalten (und auch wärmeren) Tagen solltet Ihr immer eine Mütze dabeihaben, die bis über die Ohren geht, denn es kann schnell eine Mittelohrentzündung aufgrund dessen auftreten.

Das Risiko vom „Plötzlichen Kindstod" vermeiden

Du kannst einiges tun, um dieses Risiko zu mindern. Ob es jemals vollständig ausgemerzt werden kann, ist fraglich, da nicht alle Ursachen für den plötzlichen Kindstod bekannt sind.

- Nutzt einen Schlafsack anstelle einer Bettdecke. So kann sich das Baby die Decke nicht über den Kopf ziehen und ist permanent gleichmäßig zugedeckt. Die Größe sollte dem Alter bzw. der Größe des Kindes angepasst sein. Daher sind im ersten Jahr mehrere Modelle notwendig. Auch ein Pucksack leistet gute Dienste.
- Ein kühler Schlafplatz ist wichtig, um das Kind auch des Nachts nicht zu überhitzen.
- Das Kind sollte bis zum Ende des ersten Lebensjahres im elterlichen Schlafzimmer schlafen – entweder in einer „Schlafbucht", die an das Bett der Mutter angehängt wird oder im eigenen Bett in Reichweite der Eltern. So wird das Abdriften in zu lange Tiefschlafphasen vermieden.
- Die Matratze wie auch das gesamte Bettzeug müssen atmungsaktiv sein.
- Lammfelle, Nestchen und Kuscheltiere sollten in der Schlafphase aus dem Bett geräumt werden. Das Lieblingskuscheltier darf natürlich bleiben, sollte aber klein gehalten werden.
- Es versteht sich von selbst, dass es keine spitzen Ecken, scharfen Kanten oder Ähnliches am Schlafplatz des Kindes geben darf.

- Das Baby sollte zum Schlafen auf den Rücken gelegt werden. Zum einen nehmen sie mehr wahr. Zum anderen trainieren sie auf diese Weise die Motorik inklusive Hals-, Nacken- und Schultermuskulatur durch das Drehen des Kopfes.
- Wo ein Baby ist, sollte niemals geraucht werden. Und schon gar nicht im Schlafzimmer.
- Im ersten Lebensjahr benötigt das Baby kein Kopfkissen!
- Stillen beugt dem plötzlichen Kindstod vor. Je länger das Kind also gestillt werden kann, desto besser.

Die Hygiene für das Baby

Natürlich ist Hygiene wichtig. Doch man kann es auch übertreiben. Zudem sei es offen gesagt: Eine sterile Umgebung gibt es nicht! Um eine gesunde Darmflora aufbauen zu können, ist es sogar wichtig, dass Babys mit Bakterien in Kontakt kommen. Handelt es sich allerdings um Frühchen, so sollten tatsächlich verschärfte Hygieneregeln beachtet werden. Grundsätzlich aber sind die Folgenden vollkommen ausreichend:

- Händewaschen mit Seife ist vollkommen ausreichend. Einzige Ausnahme ist das Erkranken mit einem Magen-Darm-Virus oder bei einem Krankenhausbesuch. In beiden Fällen sollte zu einem zusätzlichen Desinfektionsmittel gegriffen werden.
- Der Schnuller wird mit fließendem Wasser gereinigt. Nur stark verschmutzte Schnuller bedürfen eines Abkochens.

- Fläschchen werden am besten sofort nach Gebrauch mit heißem Wasser, Spüli und einer separaten Flaschenbürste gereinigt, damit sich gar nicht erst Getränkereste festsetzen und Bakterien bilden können.
- Bevor Leitungswasser verwendet wird, sollte man es ein wenig ablaufen lassen. So werden alle Bakterien, die sich im Standwasser befinden könnten, weggespült.
- Kommt es nach einigen Monaten zum Brei-Füttern, sollten geöffnete Brei-Gläschen spätestens nach einem Tag aufgebraucht werden, damit sich keine Bakterien bilden können.
- Sobald das Baby mobil wird, ist peinlichst auf saubere Böden zu achten. Denn Babys lieben es, alles Mögliche abzulecken bzw. sich die Hände andauernd in den Mund zu stecken.
- Sollen sich die mobilen Babys Sand in den Mund stecken, kannst Du diesen mit Wasser ausspülen. Der Sand selber kann in geringen Mengen eigentlich keinen Schaden anrichten. Sollten sich darin jedoch Fremdstoffe befinden, könnten diese zu Krankheiten führen. Ausspülen und einen Schluck Wasser trinken lassen, ist alles, was Du hierbei tun kannst.

Bade mit Deinem Baby!

Alle Babys baden gerne. Falls Du keine Badewanne hast und nicht jedes Mal Unmengen an Wasser verbrauchen willst, gibt es hierfür extra Baby-Badewannen, die in die Dusche oder Badewanne gestellt werden können. Mein Kleiner setzt sich ab und zu immer noch gerne in die Babywanne und lässt sich darin von mir baden. Das Wasser sollte körperwarm sein (36 °C). Hierfür sollte man sich ein spezielles Badethermometer mit Babybad-Anzeige besorgen. Es sollte zudem auch nicht länger als 5–10 Minuten gebadet werden. Der Kopf sollte immer gut gestützt werden. Natürlich kann auch der Kopf mit Wasser abgewaschen werden. Ein Waschlappen tut hier gute Dienste. In den ersten Wochen ist es nicht notwendig, eine Seife oder Ähnliches zu verwenden, da das erste Bad mit Seife erst stattfinden soll, wenn die Nabelschnur abgeheilt ist. Zu häufig sollte auch nicht gebadet werden. Denn auch die Neugeborenen-Haut verträgt nicht unendlich viel Wasser. Ein angemessenes Intervall ist hier ein bis zweimal in der Woche.

Einen Tipp kann ich Dir hier geben: Bis heute bade ich seit dem ersten Baden immer an zwei festen Terminen mit meinen Kids. Beim ersten Mal war unserer Hebamme dabei, die uns genau erklärt hat worauf es ankommt.
Bei mir ist das Baden ein ganz besonderer Papa-Kind-Moment auf den sich meine Zwei riesig freuen. Also führe dieses Ritual ruhig ein.

Windel wechseln

Natürlich müssen die Windeln gewechselt werden, sobald sie voll sind. Doch wie stellt man dies fest? Trinkt das Neugeborene ausreichend, sollte die Windel auf jeden Fall nach jeder Schlafphase gewechselt werden. Dabei ist es selbstverständlich, dass der gesamte Genitalbereich gut gesäubert wird. Es müssen nicht zwangsläufig Pflegetücher verwendet werden, obwohl sie sich hervorragend für Ausflüge und Ähnliches eignen. Zu Hause genügt auch ein feuchter Waschlappen und ein weiches Handtuch.

Eine Faustregel besagt zudem, dass die Windel in der Anfangszeit alle drei Stunden gewechselt werden sollte, um einem wunden Po vorzubeugen.

Schon vor der Geburt solltet Ihr Euch entscheiden, welche Windeln Ihr verwenden wollt – Einmalwindeln der bekannten Hersteller oder Stoffwindeln mit entsprechenden Überhosen? Beide haben ihre Vor- und Nachteile. Doch darüber könnte man ein weiteres, kurzes E-Book schreiben.

Viel Reden und Zuneigung geben

Redest Du gerne, auch wenn Dir gar keiner antwortet bzw. antworten kann? Einwandfrei, denn genau das widerfährt Dir, wenn Du Dich in den ersten Monaten mit Deinem Kind unterhalten möchtest. Vielleicht kommst Du Dir am Anfang ein wenig komisch vor. Genau genommen weißt Du ja ganz genau, dass Du keine verbale Antwort erhalten wirst. Dennoch ist das Sprechen ganz wichtig. Da die Babys in den ersten Wochen noch gar nicht sehen oder nur Umrisse erkennen können, ist es wichtig, dass sie die wichtigsten Stimmen in ihrem Leben ganz tief in ihrem Inneren abspeichern – damit sie sie auf gar keinen Fall wieder vergessen!

Der Grund dafür liegt auf der Hand: Die Kinder können sich nur mit Weinen oder anderen nicht verbalen Tönen bemerkbar machen. Und sie wollen, wenn es ihnen nicht gut geht, sie eine neue Windel benötigen oder sich einfach nur einsam fühlen, so schnell wie möglich beruhigt werden. Und das funktioniert über die geliebte Stimme der Mutter oder des Vaters natürlich am besten. Im Laufe der Zeit werden sie sich noch weitere Stimmen merken. Stimmen, die definitiv zu ihrem näheren Umfeld gehören. Oma, Opa, Verwandte und Freunde, die regelmäßig vorbeischauen und sich mit dem Kind beschäftigen.

Wie kann sich das Kind am besten die Stimme merken, wenn Du keine vermeintlichen Selbstgespräche führen magst? Kannst Du singen oder wenigstens summen? Ja? Gut, dann machst Du das. Sing' dem Kind sämtliche Lieder von Elton John oder Helene Fischer vor. Es ist auch vollkommen egal, ob Du die Töne richtig triffst oder auch nicht. Das Kind wird die herzliche Zuwendung bemerken, die Du ihm zuteilwerden lässt. Denn genau darum geht es ja. Und Babys haben eine fantastische Eigenschaft: Sie wissen, ob Du es ehrlich mit ihnen meinst oder nicht. Und wenn sie feststellen, dass dem so ist, werden sie auch die schrägsten Töne, die Du zustande bringst, als Liebesbeweis anerkennen. Wie viele Babys sind schon durch die weniger perfekten Gesangseinlagen ihrer Väter zum Strahlen gebracht worden.

Schau einfach, was Dir besser liegt. Mit dem Kind über die Weltpolitik „plaudern", den neuesten Tratsch aus der Gemeinde verbreiten, singen oder Dein Lieblingsbuch vorlesen – eigentlich ist es vollkommen egal, solange die verbale Ansprache gewährleistet ist. Mein Sohn ist beispielsweise am besten eingeschlafen, wenn wir ihm „5 müde Mäuschen" vorgelesen haben. Dass er erst knapp 6 Monate alt war, als wir mit dem Buch begonnen haben, war egal. Er fand es einfach klasse, wie wir an seinem stets strahlenden Gesicht leicht erkennen konnten. Sicher „die kleine Raupe Nimmersatt" mochte er ebenfalls. Und verstanden hat er beide Inhalte in diesem Alter noch nicht. Trotzdem hat er schon Unterschiede gemacht. Komisch, aber man ist ja flexibel und lernfähig.

Warum ist Sprechen so wichtig? Nun, Kinder lernen nicht nur die Menschen an der Stimme zu unterscheiden. Sie können auch feststellen, in welcher psychischen Verfassung sich dieser befindet. So werden sie ruhig, wenn sie eine ruhige Stimme hören und nervös, wenn Du auch nervös bist. Doch das Wichtigste ist eigentlich die Kombination zwischen Stimme und Berührung. Denn auf diese Weise kann dem Kind jederzeit gezeigt werden, dass es geliebt, beschützt, gehegt und gepflegt wird. Einem Baby, das nicht diverse Male am Tag auf den Arm genommen oder einfach nur gestreichelt wird, dem fehlt einfach etwas ganz Elementares.

Zuneigung, damit es dem Baby gut geht – kann es so einfach sein? Und die Antwort ist Ja – so einfach ist es! Du kannst bestimmt nachvollziehen, dass Berührungen und liebevolle Worte zu einer gewissen Entspannung führen, selbst in den stressigsten Momenten. Dies gilt bereits für die Kleinsten. Sie fühlen sich gut aufgehoben und behütet, wenn man sie in den Arm nimmt und mit ihnen spricht. Entspannte Baby sind relativ leicht zu handhaben. Alle notwendigen Aktionen wie Wickeln, Anziehen und Stillen lassen sich mit entspannten Babys viel besser durchführen als mit schreienden, scheinbar gestressten oder sich unwohl Fühlenden. Deshalb nicht nur einfach wickeln und wieder in den Stubenwagen legen, sondern erst einmal das saubere, frisch riechende Baby noch eine Weile im Arm halten und leise mit ihm reden. Diese innigen Momente sind es, die sich in beide Seelen einbrennen. Sowohl in Deine als auch in die des Kindes!

Viele frisch gebackene Eltern verstehen nicht, dass man das Kind, laut Lehrbuch, regelmäßig ablegen und in seinem Bett von Anfang an alleine schlafen bzw. ruhen lassen soll. Und sie haben recht mit diesem Unverständnis. Denn gerade am Anfang ist es für das Kind wichtig, die körperliche Nähe der Eltern möglichst oft spüren zu können. „Bonding" wird dieser Prozess genannt, der dem Kind eine dauerhafte und tiefe Bindung zu den Eltern schaffen lässt. Aus diesem Grunde entscheiden sich gerade junge Mütter, und natürlich auch Väter, für das Tragen des Kindes im Babytragetuch oder dem „Baby Björn", einer Tragetasche, die auf dem Bauch getragen wird. Keine Angst, dem Baby kann darin nichts passieren, wenn es gut angepasst ist. Wieder sind es die Hebammen, die an diesem Punkt helfen können. Sie kennen all die Tragehilfen, sodass sie gerne beim korrekten Anpassen der Tragetaschen helfen bzw. das Binden des Tragetuches vermitteln. Denn ganz so einfach wie es aussieht, ist es am Anfang überhaupt nicht. Weder für die Mütter noch für die Väter.

Fingernägel/ Fußnägel stutzen

Die ersten Fingernägel des Kindes sind direkt nach der Geburt extrem weich und können nicht geschnitten werden. Es ist ausreichend, wenn sie vorsichtig mit dem eigenen Fingernagel eingeritzt und abgezogen werden. Nach kurzer Zeit werden sie härter, sodass Du sie vorsichtig mit einer Baby-Nagelschere schneiden kannst. Viele Kinder mögen dieses Prozedere nicht. Sei also vorsichtig, denn auch mit der Baby-Nagelschere kann man das Kind verletzen.

Information
Babys gehen nach 15 Minuten in die tiefste Phase des Schlafs über. Nutze diese Zeit für das Nägel schneiden. Bei mir hat es super geklappt und die Kleinen sind auch nie aufgewacht und die spitzen Klauen waren wieder gestutzt.

Ernährung/ Vitamine für Euer Baby im ersten Jahr

Ernährung

In den ersten Monaten sollte nach Möglichkeit ausschließlich Muttermilch gefüttert werden. Wenn Deine Frau zudem in der Lage ist, zu Stillen, wäre dies fantastisch. Denn auch das tägliche Stillen führt zu einem intensiven Bonding. Sollte kein Milchfluss vorhanden sein, müsstet Ihr auf Ersatzmilch zurückgreifen. Sie kann in der Flasche gegeben werden.

Kommt die Zeit, dass Milch alleine nicht mehr zur Sättigung führt, kommt für Euch die spannende Phase der Breikost. Vielleicht hat Deine Frau sich ja bereits vorbereitet und diverse Babybreie gekocht und portionsweise eingefroren oder eingekocht. Fertigbreie tun es aber auch. Ab welchem Monat Brei gefüttert werden kann, ist unterschiedlich, da es auch von der Länge der Stilldauer abhängt. Für gewöhnlich kann ab dem 6. Monat zugefüttert werden. Zunächst sollten Getreidebreie, die eventuell mit Obst angereichert werden, in Betracht gezogen werden. Später kommen dann leicht verdauliche Gemüse und noch später auch Fleisch hinzu. Wird der Brei von Euch selber gekocht, achtet bitte darauf, dass Babys noch kein Salz und wenig Gewürze in ihrem Essen wünschen.

Ab dem 10. Monat könnte es alleine mit dem Löffel essen – natürlich nicht perfekt. Euer Baby muss erst einmal die motorischen Fähigkeiten entwickeln, um den Löffel auch gezielt zum Mund zu führen. Lassen sie Ihrem Kind die Zeit die es braucht, um dies zu lernen. Gestattet auch das nicht so gern gesehene panschen und spielen mit dem Essen. Dies ist für die Entwicklung nicht hinderlich – ganz im Gegenteil.

Ein Tipp, falls ihr in einem schicken Restaurant gastiert und Euer Sprössling unbedingt selber essen will:
Hirsekringel oder sonstige gesunde Snacks (Gemüse) auf den Teller legen und die Sauerei bleibt vorerst aus.

Vitamine

Vitamin D
Vitamin D und K braucht jeder Säugling, jedes Baby!
Bei uns Erwachsenen wird das **Vitamin D** durch die Sonneneinstrahlung gebildet. Säuglinge/ Babys sind zu dieser Selbstbildung nicht in der Lage und brauchen dosierte Mengen an Vitamin D, um eventuell Rachitis (die Knochensubstanz erweicht und verformt sich) vorzubeugen.

Vitamin K
Der Mangel an **Vitamin K** könnte erhöhte Blutungsneigung und sogar Hirnblutungen hervorrufen. Daher sollte unbedingt bei den ersten drei Früherkennungsuntersuchungen jeweils ca. 2 mg verabreicht werden. Dies sollte der Arzt aber von sich aus erwähnen und durchführen. Wenn nicht, einfach nachfragen.

Die Entwicklung im ersten Jahr

In den kommenden Monaten werdet Ihr Euch wahrscheinlich immer wieder fragen, was das Kind in diesem Alter beherrschen sollte. Da gerade im ersten Jahr viele Untersuchungen beim Kinderarzt anstehen, kann mit ihm jederzeit eine kurze Lagebesprechung durchgeführt werden, wenn Ihr das Gefühl habt, das etwas nicht stimmt. Und auch die Hebamme wird Euch im ersten Lebensjahr immer noch gern die eine oder andere Frage beantworten.
Dennoch lernt Euer Baby im ersten Jahr so viel Neues.

Die Entwicklung eines jeden Individuum

Eine grobe Einordnung der Fähigkeiten, die Dein Sohn oder Deine Tochter in den ersten zwölf Monaten alles kann und wie Du Dein Kind in dem Lernprozess unterstützen kannst liest Du im Folgenden:

Mit vier Monaten

- Dein Baby sollte nun den Kopf stetig oben halten können und bei Bedarf das Gewicht auf die Beine verlagern können.
- Die ersten Laute könnten ebenfalls zu hören sein, wenn Du eine Unterhaltung mit Deinem Baby beginnst.
- Langsam lernt es auch Dinge zu greifen und auch bewusst in der Hand zu halten.

- Darüber hinaus wirst du auch feststellen, dass dein Baby das Herumrollen für sich entdecken könnte. Hier ist jedoch darauf zu achten, immer in der Nähe zu sein, denn die kleinen Akrobaten schaffen es nach den ersten Drehungen nicht selbstständig zurück auf den Bauch/Rücken, was zu Frustration und einem Schreianfall führen kann. Aber keine Sorge, so schnell Du Dein Baby wieder zurückgedreht hast, turnt und rollt es sich weiter und die Frustration beginnt von vorne.
- Die ersten Zähne könnten nun auch durchbrechen, was zu Schmerzen führen kann. Meine beiden Kinder haben die Schmerzen vor allem abends gespürt, was zu schlaflosen Nächten geführt hat. Hier solltest du Beißringe oder Ähnliches besorgen, worauf dann kräftig rumgebissen werden kann. Das Zahnen ist mitunter auch ein Grund, warum Kinder in der Anfangszeit viel in den Mund nehmen und darauf rumkauen. Dies beruhigt das Zahnfleisch und lindert die Schmerzen des Babys.

Information

Spreche viel mit deinem Kind und spiele, was das Zeug hält. Zeige ihm einfache Dinge, wie Spielzeug halten und loslassen.

Mit fünf Monaten

- Dein Baby wird nun auch seine Hände und Füße genauer betrachten und mit diesen auch spielen.
- Ebenfalls erkennt es nun kräftige Farben und zeigt auf diese und weißt die Eltern auf dies hin.

Information:
Auch wenn es dir zu früh vorkommt, lies mit deinen Kindern Kinderbücher, in denen kräftige Farben, Spielzeuge und Ähnliches in einfacher Form zu erkennen sind. Dies fördert zudem das 2D-Verständnis.

Mit sechs Monaten

- Dein Baby beginnt langsam auf Sprachen, Geräusche und auf seine Umwelt zu reagieren, in dem es sich zu der Geräuschquelle aktiv hin orientiert.
- Die Frustration des nicht mehr Zurückrollenkönnens legt sich, denn nun entwickelt es die langersehnte Fähigkeit des Zurückrollens.
- Es kann sein Fläschchen nun selbst halten und daraus trinken
- Bewusstes Lachen und Kreischen bei Ärgernis

Information:
Zeige deinem Baby, wo Geräusche herkommen und identifiziere diese gemeinsam. Lauf zu der Geräuschquelle zeige aktiv auf diese, damit sich dein Baby dies merken, einprägen und wiedererkennen kann. Und Du wirst sehen: Beim nächsten wiederkehrenden Geräusch weiß Dein Baby auf Anhieb, wo es hinblicken muss.

Mit sieben Monaten

- Nun sollte Dein Baby ohne Hilfestellung sitzen können. Dies ist nun auch der Zeitpunkt, wo ihr euch überlegen könnt, welchen Esszimmerstuhl Ihr für euren Nachwuchs anschaffen wollt. Hier gibt es zahlreiche Ausführungen und Marken. Wir hatten uns für einen Stuhl entschieden, der im Preis-Leistungs-Verhältnis meiner Meinung nach sehr gut ist.
- Du wirst auch feststellen, dass die Dynamik weiter voranschreitet. Dein Baby kann nun auch Dinge, die in Bewegung sind greifen und abschätzen, wo sich das Objekt befinden wird. Natürlich in gemäßigten Geschwindigkeiten.
- „Dadada“ „papapap“ „doing“ „going“. Diese oder ähnliche Laute wirst du in Zukunft häufiger hören, denn nun beginnt Dein Baby Dir nachzusprechen.

Information:
Spiele nun bewusster, unter dem Aspekt, dass dein Kind bewegliche Dinge greifen und erkennen kann. Fördere es auch in dieser Hinsicht. Lese Deinem Kind viel vor und erkläre ihm Dinge, die im Alltag passieren.

Mit acht Monaten

- „Papa!" „Mama!". Freu dich auf den Ausruf Deines Babys. Das erste Mal ist etwas ganz Besonderes.
- Die Freude nimmt noch mehr zu, denn es beginnt zu krabbeln.
- Kann in die Hände klatschen
- Falls ein Spielzeug herunterfällt, kann es nun selbstständig danach „suchen".

Information:
In dieser Zeit kannst Du anfangen, Dein Kind an Gegenstände zu stellen und die Hände an diese legen, damit es begreift, es kann sich an Dingen festhalten und stehen bleiben. Zeig Deinem Baby, dass es auch „Grenzen" gibt, und es das ein oder andere nicht machen soll.

Mit neun Monaten

- Dein Baby kann schon an Gegenständen, wie dem Sofa selbstständig stehen und sich daran festhalten.
- Du wirst merken, dass der Sprachtrieb auch weiter voranschreitet und neue Silben gebildet werden.

Information:
Fange an, das Wort „nein", bewusst zu äußern, wenn Dein Baby etwas nicht machen soll. Des Weiteren kannst du dein Baby immer häufiger an das Sofa oder andere Gegenstände stellen, damit es die Beinmuskulatur stärkt und einen festeren Stand bekommt.

Mit zehn Monaten

- Bei zukünftigen Verabschiedungen kann Dein Baby nun glänzen. Es könnte schon winken und wirkt zu einer schöneren Verabschiedung bei.
- Dem statischen Stehen an Gegenständen folgt die vorsichtige Fortbewegung an Dingen. Bleibt hier in der Lernphase des Kindes in der Nähe, um Sicherheit zu versprühen.
- Euer Baby kann nun auch versuchen mit dem Löffel zu essen. Aber: seid geduldig und vor allem ruhig und lasst es seine motorischen Fähigkeiten austesten. Dies hat natürlich auch zu Folge, dass Kind, Tisch und Boden – allesamt-geputzt werden können.

Information:
Es ist an der Zeit räumliches Denkvermögen aufzubauen, indem du Dinge in Kisten legst und wieder herausnimmst. Beginne auch schon mit latenten und leicht verständlichen Phrasen, wie „Gib das Papa/Mama", denn das nächste Entwicklungsstadium wird das Verständnis zwischen Ursache-Wirkung sein. – „Papa sagt etwas und erwartet etwas von mir.

Mit elf Monaten

- Dein Baby kann nun auch Dinge zwischen Daumen und Zeigefinder festhalten.
- Dein Baby kann nun bewusst auf Situationen zeigen und Dir verdeutlichen, dass es dort etwas erkennt, sieht und mit Dir dorthin möchte.

Information:
Beginne bewusst Aufforderungen zu äußern, wie beispielsweise: „Gib das der Mama".

Mit zwölf Monaten

- Macht Bewegung anderer nach. Beispielsweise klatschen, Hände hochheben, usw...
- Beginnt auf Hände und Knien zu krabbeln und kann nun auch ohne Hilfe sehr lange sitzen.
- Eventuell beginnt es sogar mit ersten Laufversuchen

Information:
Bereite mit deiner Frau den ersten Geburtstag Deines Kleinkindes vor. Denn ab dem ersten Geburtstag wird aus Deinem Baby offiziell ein Kleinkind.

Fazit zu den Entwicklungsstadien und Deinen Aufgaben in dieser Zeit

Die Stadien der Früh-Entwicklung sind natürlich nur Richtangaben. Verfalle nicht in Panik, wenn Dein Kind nach acht Monaten noch nicht krabbeln kann. Meine Tochter ist zum Beispiel mit 15 Monaten noch an den Händen stolziert und dachte nicht ans alleine Laufen. Hier ist es, wie so oft: Jedes Kind sowie auch jeder Erwachsene ist ein Individuum und entscheidet selbst, wann es den nächsten Schritt wagen und gehen möchte.

Achtet auf folgende Punkte und Ihr werdet sehen, wie prächtig sich Euer Baby entwickeln wird.

- Sprecht und lest viel mit Eurem Baby und erklärt ihm oder ihr was genau ihr tut und warum ihr es tut.
- Schau Dein Baby auch immer an, denn dies vermittelt ihm die direkte Rede und lässt es verstehen, dass du ihm etwas mitteilen willst.
- Ergreife jede Möglichkeit, um mit Deinem Baby zu spielen.
- Versucht nicht auf Biegen und Brechen Fortschritte zu erzwingen. Gebt Eurem Baby die Zeit, die es braucht, um die Dinge auch selbst zu lernen.
- Sei immer authentisch und ehrlich zu Deinem Baby. Wenn Dir also etwas nicht passt, zeige es auch mit deiner Tonlage und Gestik. Spiele keine Emotionen wie Schmerz herunter, denn somit vermittelst Du Deinem Baby eine falsche Wahrnehmung.
- Hege viel Körperkontakt und Nähe zu Deinem Sprössling. Damit baust du ein inniges, vertrautes und vor allem liebevolles Verhältnis auf.

Bonus – Bürokratie: Wie läuft das ab und worauf muss ich achten

Kurz und knackig. Ohne Bürokratie geht es einfach nicht. Doch wollen wir uns hiermit nur kurz aufhalten. Sicherlich müssen diese Dinge Beachtung finden. Damit sie gerade im ersten Lebensjahr des Kindes nicht Überhand annehmen, gehören sie zu den Dingen, die bereits vor bzw. kurz nach der Geburt geklärt werden sollten.

Hierzu gehören die Beschaffung einer Geburtsurkunde, das Beantragen von Elternzeit und –geld und das Beantragen des Elterngeldes.

Der Grundtenor lautet also: Ohne Bürokratie geht es nicht.

Und falls Du Dir lieber Unterstützung bei der jeweiligen Behörde beschaffen möchtest, findest Du am Ende des Kapitels eine Zusammenstellung von hilfreichen Verbänden und Webseiten, die Dich in rechtlichen und organisatorischen Fragen gerne unterstützen werden.

Geburtsurkunde

Die Geburtsurkunde wird bei dem zuständigen **Ortsamt / Standesamt** beantragt. In vielen Fällen ist es das Krankenhaus, das diese Aufgabe als Service für die frisch gebackenen Eltern übernimmt. Die entsprechenden Formulare werden also noch im Krankenhaus ausgefüllt, eventuell mit Unterstützung des Krankenhausmitarbeiters. Sind sie alle unterzeichnet, werden sie vom Krankenhaus direkt zum zuständigen Standesamt gebracht. Dies muss innerhalb von sieben Arbeitstagen nach der Geburt erfolgen. Innerhalb weniger Arbeitstage liegt die Geburtsurkunde dann zur Abholung bereit. Sie ist kostenpflichtig. Im Krankenhaus erhält man eine Bescheinigung über die Geburt, auf der Datum, Uhrzeit sowie der gewünschte Name des Kindes vermerkt sind. Des Weiteren sind für die Beantragung die Geburtsurkunden und die Personalausweise beider Eltern notwendig. Ebenfalls ist die Heiratsurkunde vorzulegen. Sind die Eltern nicht miteinander verheiratet, so ist eine Anerkennung über die Vaterschaft sowie im Bedarfsfall eine Sorgerechtserklärung vorzulegen. Für alle weiteren Behördengänge ist die Geburtsurkunde notwendig. Aus diesem Grunde ist die Frist für das Bestellen dieses Dokuments auch so kurzgehalten.

Die Geburtsbescheinigung besteht aus mehreren Exemplaren, die jeweils für einen ganz bestimmten Zweck einzusetzen sind:

1. Für die Beantragung der Geburtsurkunde

2. Für die Eintragung beim Einwohnermeldeamt (wenn die Weiterleitung der Daten nicht durch das Standesamt erfolgte)

3. Für die Beantragung von finanziellen, staatlichen Zuwendungen (auch Kindergeld genannt).

Damit man sie im Taumel des Hochgefühls, Eltern geworden zu sein, nicht verwechselt, sind sie entsprechend beschriftet. So erhält jede Behörde das passende Exemplar. Nur zur eigenen Sicherheit ist es ratsam, von jedem eine Kopie zu ziehen und zu notieren, wann der entsprechende Antrag eingereicht wurde.

Kindergeld beantragen

Die **Familienkasse** ist hinsichtlich des Bezuges von **Kindergeld** zu informieren. Grundsätzlich ist sie in die Jobcenter / Arbeitsamt integriert. Mit dem Kindergeld soll die grundlegende Versorgung eines jeden Kindes gewährleistet werden. Daher wird sie jedem Kind gewährt. Nur ein Elternteil kann diese Zuwendung beantragen. Die Zahlung des Kindergeldes ist unabhängig von den finanziellen Verhältnissen der Eltern / Sorgeberechtigten. Die Höhe des Kindergeldes ist nach der Kinderanzahl des Elternpaares gestaffelt. Sie wird in regelmäßigen Abständen vom Gesetzgeber angepasst. Zurzeit (2021) beträgt das Kindergeld für das 1. und 2. Kind EURO 2019,00 monatlich. Das Kindergeld wird bis zur Vollendung des 18. Lebensjahres bedingungslos gewährt. Befindet sich das Kind noch in der Ausbildung, verlängert sich die Zeitspanne bis zur Vollendung des 25. Lebensjahres. Bei Arbeitslosigkeit des Kindes wird eine Zahlung bis zur Vollendung des 21. Lebensjahres zugesagt. Die Geburtsurkunde im Original ist vorzulegen. Alternativ kann eine entsprechende Geburtsbescheinigung verwendet werden, die vom Krankenhaus ausschließlich für diesen Zweck ausgestellt wird.

Elternzeit beantragen

Was ist die Elternzeit? Mithilfe der Elternzeit ist es möglich, unter Inanspruchnahme eines besonderen Kündigungsschutzes, die reguläre Erwerbstätigkeit für einen konkreten Zeitraum zu unterbrechen. Die Elternzeit kann sowohl von Müttern wie auch von Vätern flexibel in Anspruch genommen werden. Sie wird im Elternzeitgesetz geregelt. Somit haben alle Angestellten und Beschäftigten (auch Minijob), Arbeiter (auch Heimarbeit) sowie Auszubildende, die sich in einer Berufsausbildung, Fort- und Weiterbildung oder einer Umschulung befinden, Anspruch auf Elternzeit. Auch Großeltern können Elternzeit beantragen. Dies ist dann möglich, wenn mindestens ein Elternteil des Enkelkindes minderjährig ist oder sich dieser in der Ausbildung befindet. Die Großeltern dürfen selber nicht mit einem eigenen Kind in Elternzeit befinden.

Im Klartext bedeutet dies, dass beide Elternteil das Recht haben, bis zur Vollendung des dritten Lebensjahres ihres Kindes die Möglichkeit haben, zu Hause zu bleiben, um Zeit mit dem Kind zu verbringen, es zu betreuen und erziehen. Es gibt auch die Option einer späteren Elternzeit. Dies kann bis zur Vollendung des achten Lebensjahres des Kindes genommen werden. Dieser Anspruch des Arbeitnehmers gilt dem Arbeitgeber gegenüber. Man könnte auch sagen, dass die Hauptpflicht des Arbeitnehmers, nämlich für das Unternehmen / den Arbeitgeber tätig zu sein, während der Elternzeit vollständig ruht. Dennoch bleibt das Arbeitsverhältnis bestehen. Ist die Elternzeit beendet, hat der Arbeitnehmer Anspruch auf die gleiche Arbeitszeit, entsprechend seiner Tätigkeit vor der Elternzeit. Der bestehende Arbeitsvertrag lebt also in allen Punkten wieder auf. Auch ergänzende Vereinbarungen, die sich bei einem langfristigen Arbeitsverhältnis im Laufe der Jahre ergeben haben, finden wieder volle Gültigkeit.

Während der Elternzeit ist eine Teilzeitbeschäftigung mit bis zu 30 Stunden wöchentlich erlaubt. Befinden sich beide Eltern zeitgleich in Elternzeit, könnte somit eine Gesamtarbeitszeit von bis zu 60 Stunden pro Woche getätigt werden.

Jedem Elternteil stehen bis zu drei Jahre Elternzeit zu. Diese können auch gemeinsam in Anspruch genommen werden. Dieser Anspruch gilt übrigens auch für Adoptiv- und Pflegekinder.

WICHTIG – schriftliches Beantragen

Auch wenn es in der heutigen Zeit ein wenig oldfashioned erscheint, ist ein schriftlicher Antrag mit eigenhändiger Unterschrift notwendig. Dieser wird beim Arbeitgeber eingereicht. Es ist von Vorteil, den Antrag entweder per Einschreiben oder gar persönlich einzureichen. Es sollte dabei darauf geachtet werden, dass es bei großen Unternehmen notwendig ist, beim Geschäftsführer oder der Personalabteilung einzureichen, um die korrekte Antwort zu erhalten. Eine schriftliche Quittung über den Erhalt des Antrages ist empfehlenswert, um später ein korrektes Vorgehen belegen zu können.

Fristen sind ebenfalls zu beachten: Soll die Elternzeit innerhalb der ersten drei Lebensjahre genommen werden, so gilt eine Anmeldefrist von sieben Wochen vor Beginn der Elternzeit. Soll eine spätere Elternzeit zur Anwendung kommen, so ist eine Frist von 13 Wochen angedacht.

Eine Aufteilung der Elternzeit in drei Abschnitten ist denkbar. Allerdings ist die Zustimmung des Arbeitgebers hierfür notwendig.

Während dieser Zeit besteht ein besonderer Kündigungsschutz. Er kann bei einer frühen Elternzeit frühestens acht Wochen vor Beginn der Elternzeit beginnen. Bei der späten Elternzeit frühestens vierzehn Wochen vorher. Voraussetzung hierfür ist die korrekte Anmeldung der Elternzeit. Der besondere Kündigungsschutz erlischt vollständig nach Beendigung der Elternzeit.

Elterngeld beantragen

Das **Elterngeld** kann innerhalb der ersten drei Monate nach der Geburt beantragt werden. Es kann für maximal drei Monate rückwirkend gezahlt werden. Deshalb ist es wichtig, die Dreimonatsfrist einzuhalten. Die Höhe des Elterngeldes ist vom durchschnittlichen Jahreseinkommen vor der Geburt abhängig. Jedoch nur 67 % des Nettoeinkommens jedoch maximal 1800 €. Minimum sind 300 € die Dir gesetzlich zustehen. Um das Elterngeld beantragen zu können, ist es notwendig, seinen Wohnsitz in Deutschland zu haben. Es darf keine bzw. keine volle Erwerbstätigkeit vorliegen. Da im Bundeselterngeld- sowie im Elternzeitgesetz viele unterschiedliche Szenarien vorhanden sind, die den Erhalt des Elterngeldes sichern, sollte eine Beratung bei der zuständigen Elterngeldstelle stattfinden. Aufgrund der umfangreichen Möglichkeiten, das Elterngeld zu beziehen, sind auch viele Unterlagen zur Antragstellung notwendig:

- Ausgefüllter Antrag: Beide Elternteile sind zum Ausfüllen verpflichtet. Die Ausnahme bilden die Alleinerziehenden.
- Geburtsbescheinigung des Kindes im Original
- Einkommenserklärung der (des) Arbeitgeber(s)
- Kopie der (des) Personalausweise(s)
- Bescheinigung über Arbeitgeberzuschuss zum Mutterschaftsgeld
- Bescheinigung der Krankenkasse über Mutterschaftsgeld Zahlung

Sonstige bürokratischen Hürden

Neben dem Standesamt ist es auch notwendig, dass das Kind beim **Meldeamt** eingetragen wird. In den meisten Fällen arbeiten beide Ämter Hand in Hand. Doch ist nachfragen besser, als sich später mit Problemen herumzuschlagen.

Die **Krankenkasse** benötigt ebenfalls eine entsprechende Information, damit das Kind über die Eltern familienversichert werden kann. Dies gilt allerdings nur für die gesetzlichen Krankenkassen. Sind beide Eltern privat versichert, so wird das Kind bei dem Elternteil versichert, der das höhere Gehalt bezieht bzw. die aktuelle Einkommensgrenze überschreitet. Ist ein Elternteil privat, der andere aber gesetzlich versichert, so wird individuell entschieden werden, ob das Kind in die Privat- oder die gesetzliche Krankenversicherung aufgenommen werden soll. Auch hierfür gibt es die entsprechende Geburtsbescheinigung. Der Antrag ist bei den Krankenkassen auf der Website im Download erhältlich, kann aber natürlich auch bereits im Voraus postalisch zugeschickt werden. Damit das Kind auch nach der Geburt schnellstmöglich problemlos versorgt werden kann, sollte der Antrag noch am Tage der Geburt gestellt werden. Die Krankenkassenkarte wird dann innerhalb der nächsten sieben bis vierzehn Tage eintreffen.

Für den Fall, dass geplant ist, mit dem Kind bereits innerhalb der nächsten Monate zu reisen und ein Kinderausweis benötigt wird, muss ein biometrisches Foto erstellt werden. Hierzu sollten die Beamten der Passbehörde befragt werden, wie bei einem Neugeborenen ein biometrisches Foto erstellt werden kann.

Sind die Eltern nicht miteinander verheiratet, so muss die Vaterschaft von Amtswegen anerkannt werden. Dies ist ein kostenloser Service. Bereits vor der Geburt kann die Anerkennung durchgeführt werden. In jedem Fall ist die Zustimmung der Mutter des Kindes notwendig. Verweigert sie die Zustimmung, kann die Vaterschaft auch nicht anerkannt werden. Dieser Vorgang wird beim Standesamt oder aber dem Jugendamt durchgeführt. Neben den Personalausweisen der Eltern sind Geburtsurkunde bzw. Abstammungsurkunde beider Elternteile sowie die Geburtsbescheinigung des Kindes von Nöten. Vor der Geburt kann der Mutterpass eingesetzt werden.

Zudem steht noch der Eintrag des Kindes auf der Lohnsteuerkarte an. Ob dies bei der Mutter oder dem Vater geschieht, ist individuell zu klären. Da seit 2012 die steuerlichen Daten auf elektronischem Wege übermittelt werden, ist die Meldung beim zuständigen Finanzamt also nicht mehr notwendig. Dies geschieht mittlerweile automatisch.

Hilfreiche Verbände und Webseiten

Ernährung und Stillen:

- Deutscher Hebammenverband e. V.
- Forschungsinstitut für Kinderernährung (FKE) e.V.

Alleinerziehende:

- Verband alleinerziehende Mütter und Väter (VAMV) Bundesverband e. V.

Verkehrssicherheit (Kindersitze, Babyschalen und mehr)

- Deutscher Verkehrssicherheitsrat (DVR) im Rahmen des Programms „Kind und Verkehr“

Schwangerschaft, Partner- und Familienberatung

- Profamilia
- Deutscher Hebammenverband e. V.
- Berufsverband der Frauenärzte e. V. (BVF)
- Caritas
- Bundesstiftung Mutter und Kind
- Diakonie
- AWO Bundesverband e. V.

Rechtliche Fragen, Unterstützung in behördlichen Fragen

- Jugendamt
- Amt für Soziales
- Arbeitsamt / Jobcenter

Kinderturnen, Mutter-Kind-Turnen, Baby-Schwimmen

- DSB, Deutscher Sportbund
- DSV Deutscher Schwimm-Verband e. V.

Schlusswort

Haltet alles auf Video und Bilder fest. Diese persönliche Galerie wird später für ebenso viele gemeinsame, innige Momente sorgen, wie sie es im Moment der Aufnahme getan haben. Kommt man aus irgendeinem Grunde nicht dazu, wird man genau diese Augenblicke in späteren Jahren vermissen. Aber bitte: Macht Euch keinen Stress damit. Denn eines ist sicher: Auch wenn der Fotoapparat, das Smartphone und sonstige Aufnahmegeräte einmal vergessen wurden, so gibt es immer besondere Momente, die man mit der Linse gar nicht einfangen kann. Diese Momente werden mit dem Herzen eingefangen! Damit sind es die schönsten Momente des Lebens eines jeden, der mit ihnen verbunden ist. Das Fotografieren und Aufnehmen von Videosequenzen kann übrigens getrost den Großeltern, Tanten, Onkels, Freunden und Bekannten überlassen werden. Dann kommen wenigstens alle in den Genuss, mit auf das Foto zu kommen. Eine Win-win-Situation für alle Beteiligten. Der Hauptdarsteller ist ja sowieso das Kind.

Noch eine Anmerkung zum Thema Foto und Video: Aufgrund der neuen Strahlenschutzverordnung, die im Januar 2019 in Kraft getreten ist, werden während der Schwangerschaft nur noch Ultraschallbilder gemacht, wenn tatsächlich eine medizinische Indikation besteht. Ist die durchgeführte Ultraschalluntersuchung unauffällig, besteht keine Veranlassung, ein Foto für das private Fotoalbum zu machen. Selbiges gilt für die mittlerweile sehr beliebten Ultraschall-Videos. Diese sind sogar mit medizinischer Indikation nur noch in Ausnahmefällen zulässig. Kein Baby-TV mehr! Der Grund für diese Neuregelung ist einfach erklärt. Jede Ultraschalluntersuchung hat Auswirkungen auf den Fötus, auf das sich entwickelnde Kind. Leider handelt es sich hierbei nicht nur um positive Auswirkungen, um nicht zu sagen, zum Großteil um Negative! Um das werdende Leben zu schützen, sollten nach der Frühschwangerschaft, in der es ohne die Ultraschalluntersuchungen nun einmal nicht geht, so weit wie möglich darauf verzichtet werden. Auch wenn es faszinierend ist, das Kind auf dem Bildschirm zu betrachten, sollte stets an dessen Gesundheit gedacht werden. Besteht also kein Grund zur Sorge, muss der Ultraschall nicht zwingend bei jedem Kontrolltermin zum Einsatz kommen.

Eine ebenfalls tolle Idee ist das Führen eines Tagebuches. Dies kann nicht nur während der Schwangerschaft und des ersten Lebensjahres des Kindes eine schöne Option für die Mutter sein, alles festzuhalten und dabei auch für sich zu verarbeiten. Das Tagebuch kann natürlich endlos lange fortgeführt werden. Später werdet Ihr Euch zusammen mit dem vielleicht bereits erwachsenen Sprössling darüber kaputtlachen, was so alles aufgeschrieben wurde.

Wir sind nun am Ende angelangt. Ich hoffe, Du hattest Spaß an meinem Buch und fühlst Dich als werdender Papa bestens gewappnet. Wenn Dir das Buch gefallen hat, würde ich mich sehr über eine positive Rezension freuen. Schau hierfür einfach in Deinen Bestellungen bei Amazon nach.

Vielen Dank

Euer Alexander Uhlmann

Impressum

Herausgeber:
Jan Stoll
Oskar-Schindler-Weg 16
73079 Süßen
Deutschland

Titelbild
Lauria (fiverr) | depositphotos.com

Titelbild Stockimages (Urheber)
HayDmitriy | depositphotos.de

Baby
Hintergrund Vektor erstellt von freepik - de.freepik.com

Schaukelpferd
Icons made by Freepik from www.flaticon.com

Logo
prdaku (fiverr)

Copyright © 2021 Alexander Uhlmann
Alle Rechte vorbehalten.

Notizen:

Printed in Poland
by Amazon Fulfillment
Poland Sp. z o.o., Wrocław

90987401R00085